LES

SYNALGIES

ET LES

SYNESTHÉSIES

ÉTUDE DE PHYSIOLOGIE NERVEUSE

par

HENRY DE FROMENTEL
(de Gray)
Docteur en Médecine, Membre de la Société de Médecine
de Besançon et de Franche-Comté, etc.

OUVRAGE ACCOMPAGNÉ DE TROIS PLANCHES TEINTÉES
A LA MAIN

PARIS
G. MASSON, ÉDITEUR
LIBRAIRE DE L'ACADÉMIE DE MÉDECINE
120, Boulevard Saint-Germain, 120
1888

LES SYNALGIES

ET LES

SYNESTHÉSIES

GRAY, — IMP. BOUFFAUT FRÈRES

LES
SYNALGIES
ET LES
SYNESTHÉSIES

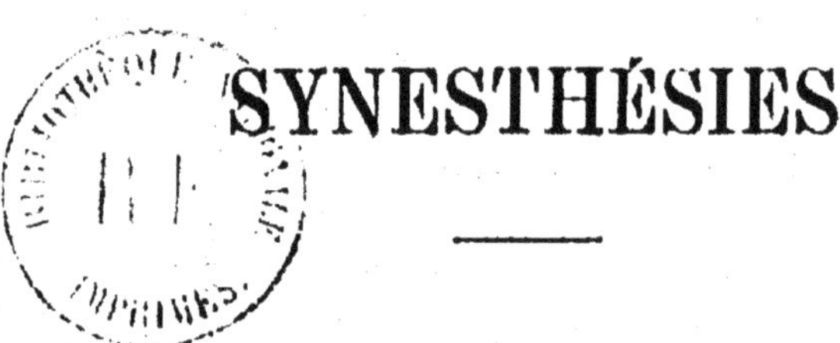

ÉTUDE DE PHYSIOLOGIE NERVEUSE

par

HENRY DE FROMENTEL
(de Gray)
Docteur en Médecine, Membre de la Société de Médecine
de Besançon et de Franche-Comté, etc.

OUVRAGE ACCOMPAGNÉ DE TROIS PLANCHES TEINTÉES
A LA MAIN

PARIS
G. MASSON, ÉDITEUR
LIBRAIRE DE L'ACADÉMIE DE MÉDECINE
120, Boulevard Saint-Germain, 120
1888

A mon beau-père

ABEL DERVIEUX.

A

M. MATHIAS DUVAL,

Membre de l'Académie de Médecine
et de la Société de Biologie,
Professeur d'histologie à la Faculté de Médecine de Paris,
Professeur à l'École d'Anthropologie, etc.

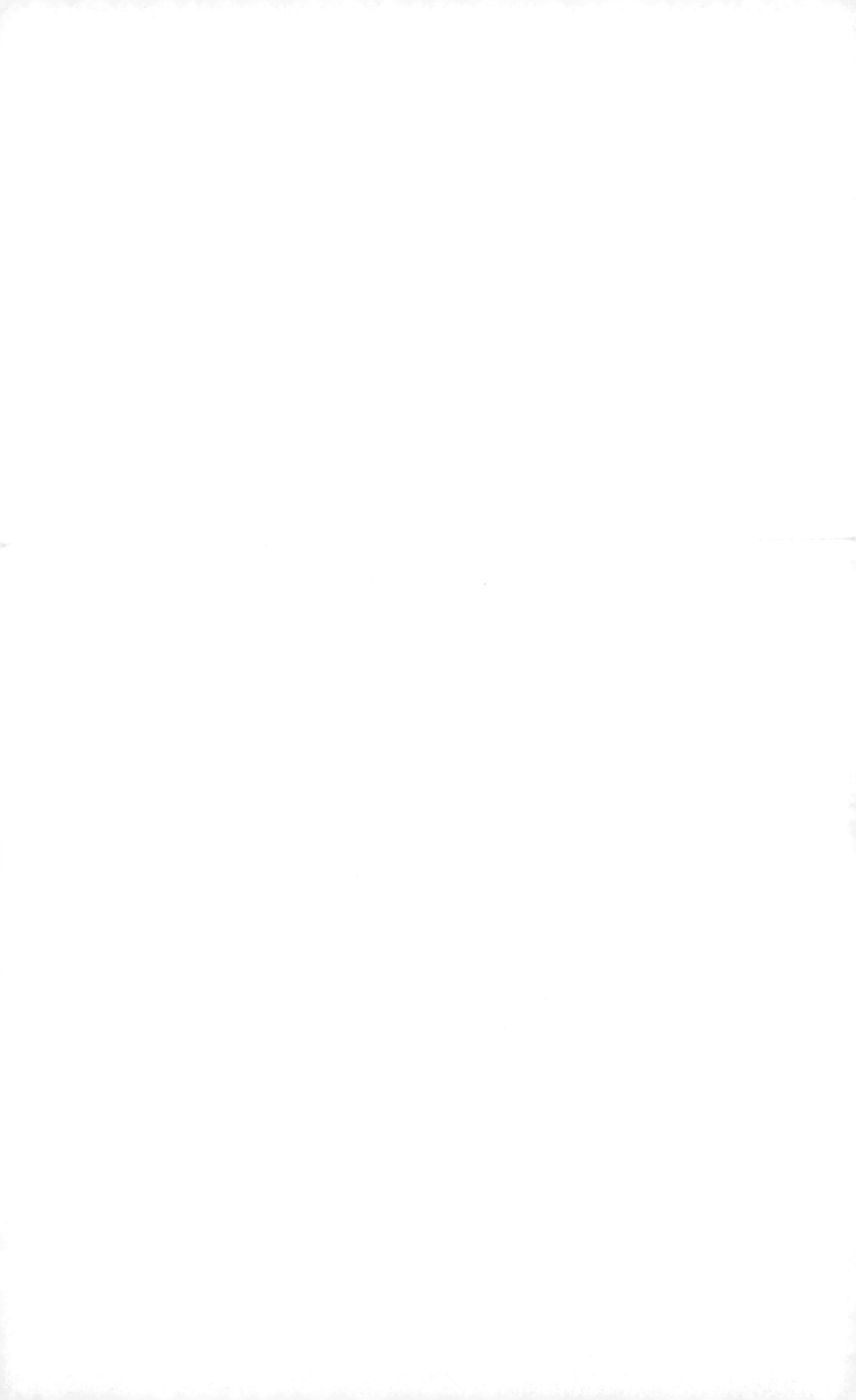

INTRODUCTION

En excitant, en irritant un point quelconque de notre corps, on observe une série de phénomènes variables, suivant la nature du tissu atteint. Ces phénomènes, généralement locaux, sont constitués par la mise en jeu des éléments anatomiques de la région impressionnée et c'est dans cette région même que l'observateur les constate : tels sont, par exemple, les symptômes locaux de l'inflammation. Bien plus, en ce qui concerne les phénomènes psychiques concomitants, le patient rapporte à l'endroit lésé les diverses sensations de douleur ou autres qu'il perçoit, — et cela en raison d'un mode de fonctionnement spécial au système nerveux cérébral. En somme, chaque partie de notre individu semble, — qu'on me permette l'expression, — *réagir personnellement*, tant par ses tissus propres que par l'appareil nerveux qui lui est particulièrement dévolu. Nous sommes tellement accoutumés à cette manière de voir, fruit d'une observation superficielle ou d'une instruction trop analytique, que tout fait ne rentrant pas dans cette conception générale de notre organisme nous paraît déjà insolite, à plus forte raison douteux, invraisemblable, si nous sommes incapables ou dans l'impossibilité de le contrôler par nous-mêmes. De là à nier, il n'y a qu'un pas. C'est précisément ce qu'il arriva quand, dans ma thèse inaugurale, je fis connaître tout un groupe de sympathies douloureuses que je baptisai d'un nom plus court et plus explicite en les appelant *synalgies* (de σὺν, avec, ensemble, et ἄλγος, douleur; *douleurs associées*). Nombre de personnes, — peu compétentes, il est vrai, — se refusèrent tout d'abord à admettre l'existence des synalgies ailleurs que dans mon imagination, — absolument comme il se trouve encore aujourd'hui une assez grande quantité de cerveaux intelligents, voire d'honorables confrères, qui opposent les plus formelles dénégations aux phénomènes incontestables de l'hypnotisme. Mais, pour être juste, je dois dire que ceux-là mêmes dont j'ambitionnais avant tout l'assentiment, — tels que mon savant maître et président de thèse, M. le professeur H. Beaunis, et le digne successeur de Ch. Robin, M. le professeur Mathias Duval, — ont jugé d'une manière bien différente l'objet de mes études. M. M. Duval, — qui m'a d'ailleurs prodigué les encouragements éclairés pour lesquels je tiens à le remercier une seconde fois publiquement, — a mieux fait encore : il a voulu présenter mon premier travail, en son nom et au mien, à la *Société de Biologie*[1] qui, en 1876,[2] entendait le regretté professeur Gubler lui signaler déjà des douleurs répercutées, ou *échotiques*, qui sont de véritables synalgies. Plus tard, la *Société médicale de Lyon* accueillait très-favorablement un mémoire

(1) Séance du 5 janvier 1884.

(2) Séance du 23 décembre.

que je lui adressais sur la même question et son organe officiel, le *Lyon médical*, en donnait une analyse détaillée dans le numéro du 25 octobre 1885.

Depuis cette époque, j'ai eu maintes fois l'occasion de contrôler la plus grande partie des observations consignées dans mon travail de 1883, que je puis, en outre, enrichir aujourd'hui de quelques faits nouveaux. Mais, ce qui m'a surtout décidé à publier maintenant cette autre brochure, c'est la nécessité de porter à la connaissance du public des phénomènes qui, *par leur nature essentiellement subjective*, ne sauraient être bien étudiés que par le patient lui-même. C'est en répandant, en vulgarisant ce que nous avons déjà découvert des synalgies que nous arriverons seulement à tirer de ces curieuses et importantes sympathies toutes les conséquences qu'elles tiennent encore en germe. Il faut espérer, en effet, que, dans le nombre, il se trouvera des sujets qui voudront bien noter les synalgies dont ils sont susceptibles, en dresser un tableau, le comparer aux nôtres et, par des rapprochements, des similitudes ou des différences, appuyer telle sympathie douloureuse, en annuler telle autre, bref, déterminer celles qui sont communes à la plupart et celles qui sont spéciales à chaque individu.

L'observation des synalgies est parfois très-délicate, mais néanmoins toute personne qui en éprouve est capable, grâce à un peu d'attention, de s'y adonner avec succès. Le nombre des *sujets synalgésiques* me semble plus considérable qu'on ne le suppose et souvent celui qui nie percevoir des douleurs répercutées est bien surpris quand, un beau jour, écorchant un petit bouton dont il est porteur, il sent, dans une autre région de son corps, plus ou moins éloignée du bouton dilacéré, un élancement douloureux coïncidant avec chaque coup d'ongle donné au bobo cutané. C'est, en effet et très-fréquemment, le pur hasard qui nous fait découvrir notre susceptibilité à ressentir des sympathies douloureuses.

Quant aux conséquences à tirer de l'étude des synalgies, elles ont une importance qui ne fut guère soupçonnée et qui, cependant, ne pouvait échapper à un physiologiste comme M. M. Duval ou à un praticien tel que le Dr A. Ollivier.

« Dans toutes vos observations,— m'écrivait M. M. Duval,(1)— « il s'agit donc de rapports de contiguïté entre les appareils « récepteurs centraux cérébraux. Nous ne savons absolument « rien de la situation et des rapports de ces centres. Vos obser- « vations peuvent devenir l'origine de merveilleuses inductions « sur les rapports probables de ces centres... Ces centres doi- « vent former comme une série de casiers voisins, où chaque « point de la périphérie a son représentant cérébral; mais les « rapports topographiques entre les points périphériques « n'impliquent pas des rapports semblables entre les points « centraux correspondants; vos études ouvriront une voie « nouvelle et inespérée à la recherche des rapports topogra- « phiques de ces points centraux. »

D'autre part, voici en quels termes M. A. Ollivier s'exprimait à la Société de Biologie :(2)

« J'ajouterai que la connaissance des faits étudiés par M. « Fromentel dans sa thèse inaugurale, peut rendre de réels

(1) Lettre particulière, mai 1883.

(2) Voyez les comptes-rendus de la *Société de Biologie*, séance du 5 janvier 1884.

« services au clinicien : elle lui permettra de comprendre certains phénomènes pathologiques qui, sans cela, resteraient « inexplicables et, dans certains cas, elle lui fournira d'importantes indications thérapeutiques. — Il serait très-utile de « connaître la topographie exacte de toutes les parties du corps « dont l'excitation peut faire naître, dans une région plus ou « moins éloignée, soit des mouvements, soit des impressions « sensitives. Il semble même exister une certaine constance « dans la production de ces phénomènes. Comme exemple « d'association de sensations douloureuses, je rappellerai le « fait de névralgie réflexe que j'ai rapporté à la Société il y a « dix ans. Il s'agissait d'une femme qui avait reçu de sa fille en « pleine crise d'hystérie un violent coup de poing dans la région du sein. Elle ressentit à ce niveau une vive douleur et, « quelques jours après, elle présenta tous les symptômes de la « névralgie cubitale. Depuis cette époque, j'ai observé la même « névralgie chez deux dames qui s'étaient heurté le sein contre « une clef, en voulant ouvrir une porte de cave. »

Le plan de ce travail doit être, ce me semble, subordonné au but que nous nous proposons et que nous avons indiqué en quelques mots. Définir aussi nettement que possible ce que nous entendons par *synalgies*, — déterminer les conditions nécessaires à la production de ce phénomène et les moyens de le provoquer, — dresser une liste des synalgies déjà connues, les classer, en faire l'historique et chercher ensuite l'explication la plus rationnelle à donner de ces répercussions douloureuses, — tel est notre programme. Nous ajouterons ensuite à cette étude quelques considérations sur les sympathies en général, considérations auxquelles nous ont naturellement entraîné les recherches que nous avons dû entreprendre en vue du classement et de la théorie des sympathies douloureuses. Enfin, chemin faisant, nous consignerons chaque phénomène physiologique ou pathologique qui, par sa nature, nous paraîtra se rattacher à l'étude des sympathies et offrir un intérêt quelconque, soit par sa vulgarisation, soit par sa rareté ou encore son étrangeté.

CHAPITRE I

Le bouton d'acné. — La synesthésie. — La synalgie ou synesthésie douloureuse. — Le point irrité ou algogène. — Le point sympathique. — Sujet synalgésique.

Il est une affection cutanée bien commune, surtout chez les jeunes gens de l'un et de l'autre sexe, ou encore chez les individus à peau brune et huileuse. Cette affection est caractérisée par un petit bouton isolé, conique, dur, enflammé à sa base, plus ou moins volumineux et qui devient souvent blanc au sommet : il laisse alors s'écouler un peu de pus qui entraine une sorte de petit bourbillon. Un bouton qui évolue ainsi appartient à l'*acne simplex*, *sebacea*, *pilaris*, constituée par l'inflammation des follicules pilo-sébacés. C'est encore de l'acné que dépendent ces points noirs, disséminés sur la face et d'où, par la pression, l'on fait sortir une matière sébacée, durcie et concrétée en forme de ver ou tanne (*acne punctata*). Quelle que soit la variété d'acné, on observe des boutons de cette nature sur le front, le visage, les épaules, le dos et sur beaucoup d'autres régions. Or, tout récemment, j'étais porteur d'un petit bouton acnéique, parvenu à l'état de pustule et situé sur la peau qui recouvre le sternum, au milieu d'une ligne horizontale qui joindrait les deux mamelons, un peu plus voisin cependant du mamelon gauche que du droit : je me mis à l'écorcher avec l'ongle (ce qui me causa une douleur aiguë, quoique légère) et presqu'aussitôt je ressentis un éclair douloureux dans la région lombaire gauche, où la peau offrait, chez moi, la plus parfaite intégrité. Saisi par cet élancement d'une intensité bien supérieure à la sensation douloureuse que me procurait le grattage du bouton, je laissai celui-ci en repos; mais, quelques instants après, lui ayant donné un nouveau coup d'ongle, le même trait de douleur se fit sentir au milieu de la région lombaire, toujours du côté gauche, et cela autant de fois que je renouvelai l'expérience et jusqu'au moment où j'eus complètement dilacéré la pustule d'acné. Je ne fus pas surpris de ce phénomène, car, depuis fort longtemps, j'en éprouve de semblables, surtout dans les mêmes conditions. Si je le cite ici avec les détails que je viens de donner, c'est uniquement à titre d'exemple et d'exemple pris au hasard dans la foule de ceux que je pourrais fournir, tant sur moi que sur d'autres personnes.

Voilà donc, à l'occasion d'une douleur ayant un siége défini, une autre douleur qui naît dans une partie éloignée et saine; — et cette seconde douleur naît dans des circonstances telles qu'elle dépend évidemment de la première. Or, une pareille association douloureuse peut être considérée comme un type des sympathies que nous allons étudier sous le nom de *synalgies*.

Pour peu qu'on y réfléchisse, on s'aperçoit facilement que toute synalgie rentre dans le groupe plus vaste des *sensations associées* et n'est, au fond, qu'une variété, ou si l'on veut, une espèce de *synesthésie*.

Qu'est-ce, en effet, qu'une synesthésie? Un fait bien connu va nous répondre. Il arrive souvent, — dit Mathias Duval (1), — qu'une personne sortant d'un appartement obscur et arrivée au grand jour, portant vivement les yeux vers un ciel fortement éclairé, éprouve en même temps et une violente sensation de photophobie et un vif chatouillement dans les fosses nasales. Ce chatouillement, sensation associée, sympathique de celle produite d'abord par l'impression plus ou moins douloureuse de la lumière (photophobie) sur la muqueuse oculo-palpébrale, est ensuite le point de départ d'un acte réflexe pur,

(1) Mathias Duval; art. *Nerfs*, in Dict. Jaccoud, t. 23, 1877.

qui se traduit par un éternûment. Mais, comme on le comprendrait aisément si nous abordions ici l'explication du phénomène qui précède cet acte réflexe, ce dernier ne se rattache en réalité que d'une manière indirecte à la sensation première, causée par la lumière.

Très sensible à la synesthésie qui réunit sympathiquement la muqueuse oculo-palpébrale à la muqueuse pituitaire, il me suffit de passer de l'ombre au grand soleil pour que l'éternûment, parfois répété, s'ensuive.

De même, chez un jeune enfant atteint de conjonctivite et que je soignais ces temps passés, j'ai maintes fois constaté la facilité et la régularité avec lesquelles il se mettait à éternuer quand, au sortir d'une chambre obscure, il était simplement exposé à la lumière du jour. Je dus même rassurer la mère qui, en présence de ce phénomène, croyait à un coryza venant, comme cela arrive assez souvent, compliquer l'inflammation de la conjonctive.

Comme synesthésie très-analogue, je rappellerai que la titillation du conduit auditif externe amène une sensation de chatouillement dans la gorge et provoque la toux qui n'en est qu'une conséquence.

Par ces deux ordres de faits d'une observation fréquente et facile, on voit que la dénomination *Synesthésie* (σὺν, avec, ensemble; αἴσθησις, sentiment ou faculté de sentir) exprime simplement, sans idée préconçue, le phénomène d'une double sensation (non spécifiée) que le sujet rapporte à deux points du corps distincts et plus ou moins éloignés l'un de l'autre, sous l'influence d'une excitation portée sur un seul de ces points.

De même, l'exemple que nous avons cité plus haut d'une répercussion douloureuse qui nous est personnelle, est suffisant pour nous permettre de définir avec précision ce qu'on doit entendre par *Synalgie*. Exempt de toute prétention à une théorie quelconque, ce terme désigne *l'acte par lequel nous percevons presque simultanément deux sensations douloureuses dont l'une, naissant à la suite et à l'occasion de l'autre, se fait sentir dans un endroit sain du corps et plus ou moins éloigné de celui d'où vient la douleur primitive.*

En nous reportant encore à l'exemple sur lequel nous nous appuyons, nous voyons que le point de départ de l'acte synalgique est la douleur produite par la dilacération du petit bouton d'acné siégeant sur la région sternale. Le lieu où s'engendre cette douleur primordiale, lieu d'une si faible étendue pour le cas particulier, sera dénommé par nous *point irrité* ou *algogène* (ἄλγος et γεννάν, j'engendre) : ici, le bouton acnéique constitue le point irrité. Et, comme conséquence, nous appellerons *point sympathique* la minime portion de notre corps où nous reportons la répercussion douloureuse qui termine le phénomène synalgique, — c'est-à-dire le milieu de la région lombaire gauche dans l'exemple choisi.

Ces deux expressions, — point irrité et point sympathique, — devant se rencontrer fréquemment sous ma plume, il était nécessaire de déterminer sans retard leur signification. D'ailleurs, c'est par l'examen de l'un et l'autre de ces points qu'il convient de commencer l'étude des synalgies ou *synesthésies douloureuses.*

Mais, pour en finir avec les termes abréviatifs dont nous devons faire usage dans le courant de ce travail, disons que, par *sujet synalgésique*, nous voulons désigner tout individu qui est susceptible de ressentir des associations de douleurs.

CHAPITRE II

Irritation synalgogène : dilacération d'un bouton d'acné, tiraillement et arrachement d'un poil, grattage et pincement de la peau, piqûre d'épingle. — Action de l'électricité d'induction sur le point irrité. — Irritation synalgogène pathologique.

Ce n'est pas sans raison qu'au début du chapitre précédent, j'ai rappelé, dans une courte description, les caractères du bouton d'acné, tel qu'il se présente le plus ordinairement, et que j'ai ensuite donné un exemple de synalgie dans laquelle le point irrité était constitué par un bouton de cette nature. En effet, c'est par le grattage, par la dilacération d'une petite tumeur inflammatoire, surtout de celle formée aux dépens d'un follicule pilo-sébacé, qu'on provoque le plus fréquemment et le plus facilement le phénomène des douleurs associées par irritation de la peau. Gubler avait déjà fait cette remarque, puisqu'il disait, en parlant des *douleurs échotiques* : « Quant aux faits, ils sont certains et d'une vérification facile, pourvu qu'il existe à la peau un point d'hyperalgésie, un bouton d'*acné pilaris*, par exemple, dont l'irritation détermine une sensation suffisamment aiguë pour donner lieu à des douleurs répercutées. » (1) J'ajouterai que bon nombre de personnes ne se sont pas autrement rendues compte de leur aptitude synalgésique et que, pour beaucoup d'entre elles, ce moyen paraît seul capable d'éveiller une sympathie douloureuse.

Mais, depuis longtemps, j'ai noté qu'on pouvait avoir recours à d'autres modes d'excitation propres à déterminer souvent les phénomènes en question. Ainsi, j'ai d'abord constaté le succès du *tiraillement* et mieux de *l'arrachement d'un poil*. Au risque de faire sourire mes

(1) *Société de Biologie* : séance du 23 décembre 1873.

lecteurs, je leur apprendrai, par exemple, qu'il m'est plusieurs fois arrivé de souffrir d'un *accès névralgique*, se localisant dans les deux incisives inférieures droites, quand, à l'aide d'un petit peigne à barbe, je tiraillais en masse certains poils de la moitié droite du menton. J'accorde que cet accès névralgique n'avait pas une longue durée, qu'il cessait au bout de quinze à trente secondes, mais il n'en était pas moins fort désagréable et parfois même très douloureux. Puis, j'ai encore observé que l'arrachement d'un cheveu appartenant à des régions déterminées du cuir chevelu fait naitre des répercussions douloureuses à la base du cou, à la poitrine et au dos. Cependant une remarque s'impose dès à présent. Le moyen que je viens d'indiquer et qui, à diverses reprises, a réussi sur moi tout à fait inopinément, parait impuissant à déterminer une douleur sympathique chez mon père, qui est pourtant un bon sujet synalgésique. On pressent donc déjà que le genre d'excitation efficace, qui doit porter sur le point irrité, variera suivant les individus qui voudront expérimenter sur eux-mêmes. Ce qui suit tend à confirmer cette proposition.

Lorsque je gratte avec l'ongle cette portion du cuir chevelu qui recouvre la partie culminante de la protubérance occipitale externe, j'éprouve, au point milieu d'une ligne horizontale qui joindrait les angles inférieurs des deux omoplates, par conséquent dans le dos, sur le rachis, un élancement bien plus douloureux que n'est l'impression venue du point irrité, où mon grattage modéré n'a suscité, en effet, qu'une douleur assez légère, mais nettement localisée. Or, mon père m'a déclaré qu'une aussi modeste excitation est, chez lui, incapable de produire une synalgie. De pareilles différences en ce qui concerne l'irritation synalgogène, tiennent probablement à l'excitabilité individuelle, plus ou moins vive, des sujets synalgésiques ou bien à une disposition anatomique (épaisseur plus ou moins considérable de l'épiderme cutané, par exemple) qui leur est propre. Quoi qu'il en soit, le *grattage de la peau*, quand il est suffisant pour engendrer une douleur même assez légère, pourvu qu'elle soit localisée dans une étendue restreinte, doit être rangé au nombre des excitants à essayer dans le but d'éveiller une synesthésie douloureuse. J'ajouterai que la synalgie occipito-dorsale sus-mentionnée est une de celles qui se présentent, chez moi, avec le plus d'intensité et que je provoque le plus facilement, à quelque moment et dans quelques circonstances que ce soit.

Il n'est pas rare de ressentir des douleurs répercutées à la suite d'un *pincement de la peau*, ainsi que mon père l'a plusieurs fois observé. Jusqu'à la publication de ma thèse, je n'avais constaté sur moi l'efficacité de ce moyen que dans le cas suivant. Un matin, pendant une promenade, je sentis une petite démangeaison à la partie interne du mollet gauche. Je portai la main à cet endroit que je me mis à gratter. Comme la démangeaison persistait, je pinçai assez fortement la peau, séparée de mes doigts par l'épaisseur de l'étoffe d'un pantalon de drap, et j'éprouvai alors un élancement en un point situé entre la clavicule gauche et le mamelon du même côté. Je pinçai à nouveau et la douleur sous-claviculaire se reproduisit encore. Je répétai quatre ou cinq fois la même expérience et toujours avec le même succès. Mais je remarquai que la douleur sympathique allait s'affaiblissant à mesure que j'augmentais le nombre des pincements au point irrité,—ce qui est un fait à noter chemin faisant. Depuis cette époque, j'ai à diverses reprises ressenti d'autres synalgies plus ou moins vives, que je connaissais déjà, mais occasionnées pour lors par un pincement de la peau dans la région d'un point irrité antérieurement déterminé. Outre ces dernières, je viens encore, par le même procédé, d'en noter une nouvelle dont le point irrité est situé à la partie supéro-externe de la cuisse gauche, à environ quinze centimètres au-dessous de l'épine iliaque antéro-supérieure correspondante, et le point sympathique à la partie externe de l'angle inférieur de l'omoplate gauche.

Parmi les divers excitants synalgogènes que nous venons déjà de passer en revue, j'en trouve deux (en dehors de l'égratignure d'un bouton d'acné) que Gubler a signalés avant moi, comme il ressort de sa communication à la *Société de Biologie* (23 décembre 1876) :

« Pour exciter ces douleurs sympathiques, — disait-il, — il ne suffit pas d'une piqûre d'épingle, ni d'un choc modéré sur des parties saines ; il faut une douleur aiguë, telle que celle qui résulte du *pincement de la peau* irritée ou hyperesthésiée, de l'*arrachement d'un poil*.... »

Mais, par cette même citation, l'on voit que le savant professeur, dont les observations concordent le plus souvent avec les nôtres, ne croyait pas qu'une *piqûre d'épingle* fût capable d'éveiller une synesthésie douloureuse. Or, l'effet répercussif des piqûres d'aiguille ou d'épingle est bien connu de certaines couturières qui vous disent, par exemple, qu'une douleur au bras répond quelquefois à celle du doigt blessé. Je puis fournir le cas de Cécile P...., blanchisseuse et couturière, qui éprouve des élancements dans les doigts voisins, dans la main, dans l'avant-bras et même jusque dans le bras correspondant quand, par maladresse, elle s'enfonce une aiguille dans le bout d'un doigt et que la douleur ressentie en cet endroit est assez vive.

D'autre part, mon père, qui avait d'abord observé sur lui-même bon nombre d'associations douloureuses lorsqu'il déchirait avec l'ongle un follicule pilo-sébacé plus ou moins enflammé, se mit autrefois à rechercher des points irrités à l'aide de ce dernier genre d'irritation. En piquant avec une épingle des points divers de la surface cutanée, il arrivait parfois à produire une synalgie très nette. En outre, voici ce qu'il remarqua: il faut enfoncer la pointe de l'épingle perpendiculairement à la surface du tégument et agir d'une manière progressive jusqu'à ce qu'une vive douleur se fasse sentir; à ce moment, il n'est pas rare de percevoir une seconde douleur plus ou moins aiguë et que nous reportons à une partie souvent très-éloignée du point irrité. Il est donc besoin, pour obtenir ce résultat, d'une piqûre assez forte, suffisamment douloureuse et prolongée, non d'une piqûre rapide, peu vive, presque indolore. D'ailleurs, quand il faisait pénétrer l'épingle très obliquement dans l'épiderme, mon père n'éprouvait rien. Je dois ajouter que, pour mon compte, ce procédé me réussit assez mal.

Nous venons d'énumérer les excitations mécaniques les plus aptes, suivant nous, à engendrer une répercussion douloureuse. On comprend que nous ne pouvions nous en tenir à ces moyens et négliger un excitant d'une aussi grande énergie que l'électricité. En conséquence, nous avons essayé l'application de cet agent physique à divers points de la peau saine. Je me suis servi, dans mes expériences, de l'*électricité d'induction*, ayant comme générateur un appareil électro-magnétique de Gaiffe, dont je conduisais les courants à l'extrémité de deux aiguilles métalliques, isolées, formant entre elles un angle aigu à sommet tronqué et représenté par deux fines pointes d'acier, écartées d'un millimètre à peine l'une de l'autre. En excitant, chez moi, à l'aide de ces pointes m'apportant les courants magnétiques, des points irrités antérieurement connus, siégeant à la peau de la partie postéro-inférieure du bras gauche, à celle qui recouvre le scapulum droit, à la surface cutanée du creux épigastrique, au cuir chevelu de la protubérance occipitale externe, etc., etc., j'ai constamment senti, au lieu même d'application des aiguilles, une douleur vive, pénétrante, rappelant celle qu'on éprouve si l'on se pique fortement avec une épingle acérée, plutôt encore analogue à une brûlure, mais nulle autre douleur concomitante. Bref, je n'ai point eu à noter de synalgies suscitées par l'électricité. Cependant, ces temps derniers, après m'être entouré de minutieuses précautions, en plaçant exactement mes aiguilles sur le point irrité de la protubérance occipitale externe, je ressentis, lors du passage du courant électrique, un faible élancement dans le milieu du dos, là où il devait effectivement apparaître. Mais ce phénomène n'est pas constant et j'ai bien plus souvent observé le phénomène inverse, c'est-à-dire une sorte d'*action d'arrêt* exercée par l'électricité d'induction sur les douleurs sympathiques. En effet, il m'est arrivé, après des expériences du genre de celles que je viens d'exposer, particulièrement à la suite de l'excitation du cuir chevelu protubérantiel, de rester *douze et même vingt-quatre heures* sans pouvoir réveiller par d'autres excitants la douleur dorsale qui répond à l'irritation de ce point. Soit dit en passant, ne doit-on pas songer, en présence de ce fait, à une véritable *action inhibitoire*?

Parmi les expériences relatives à l'application de l'électricité au point irrité, celles que j'ai instituées sur moi-même (et ce sont les plus nombreuses) ont été répétées à des époques différentes et dans des circonstances fort diverses. La constance des résultats obtenus et leur caractère positivement négatif m'ont fait abandonner l'excitation électrique. A la suite de plusieurs tentatives infructueuses sur sa propre personne, mon père l'a également rejetée. Ayant expérimenté ce mode d'excitation sur l'un de mes anciens clients, sujet synalgésique, j'ai encore noté les mêmes effets. Faut-il, en pareil cas, tenir compte d'une susceptibilité trop grande vis-à-vis de l'électricité d'induction, ou plutôt de la diffusion des courants qui se localisent moins bien, au point d'application, qu'une excitation mécanique pure? Devons-nous conclure de nos expériences que d'autres individus ne ressentiront aucune douleur sympathique quand ils se placeront dans les mêmes conditions? Telles sont, à mon avis, les premières questions à résoudre pour se prononcer d'une manière à peu près satisfaisante sur l'application d'un courant électro-magnétique donné à un point irrité. Or, la solution en est vraisemblablement réservée à celui qui, plus heureux que moi, pourra expérimenter sur une plus vaste échelle.

Jusqu'ici, nous ne nous sommes occupés que des moyens qui nous ont paru les meilleurs pour développer les douleurs répercutées. Nous avons fait ressortir que tel excitant synalgogène, inefficace chez tel individu, peut produire l'effet attendu chez tel autre, et que tout expérimentateur doit rechercher et choisir le mode d'irritation qui convient le mieux à son organisation. Voyons donc maintenant si le phénomène des synalgies ne saurait apparaître dans des circonstances différentes, je veux dire en dehors d'une provocation de notre part.

Vers la fin de juillet 1881, accompagnant le Dr Richard (d'Autrey) et mon père, j'ai vu, à Auvet, un homme de 70 ans, affecté d'un cancer ulcéré de la région prostatique du rectum : il se plaignait d'une vive douleur au niveau de l'articulation scapulo-humérale droite chaque fois qu'il allait à la selle, durant le temps seulement que les excréments passaient sur les ulcérations, douleur qui cessait immédiatement avec la cause d'irritation. Plus tard, j'ai noté la même douleur à l'épaule droite chez une femme à peu près du même âge et que je soignais pour une dégénérescence cancéreuse du rectum, avec ulcérations consécutives, irritées de la même manière. A côté de ces deux observations de synesthésies douloureuses, qui pourraient être classées dans les synalgies par irritation mécanique, je tiens à citer, en façon de rapprochement et de comparaison, celle que je dois à mon père et dans laquelle une canule, heurtant la surface muqueuse de la portion inférieure du rectum, occasionnait aussi une douleur à la partie supérieure et un peu postérieure de l'articulation scapulo-humérale droite ; — puis cet autre cas analogue, observé par le Dr Ch. Richet qui, dans ses *Recherches sur la sensibilité* (1877), le donne comme exemple typique de synesthésie. Il s'agit d'un homme assez âgé, phthisique et ayant, par suite d'une tuberculose génitale, une uréthro-cystite très pénible ; de plus, il avait été amputé du bras gauche et son moignon était extrêmement douloureux. Le pauvre homme souffrait cruellement chaque fois qu'il urinait et l'urine, en passant dans l'urèthre enflammé, déterminait une atroce douleur dans son moignon où il ressentait, disait-il, « *des lances de feu.* » J'aurai, d'ailleurs, à revenir sur ces faits dans la suite de ce travail.

Mais, comme synalgies plus indépendantes encore de notre action personnelle, je rapporterai les deux suivantes qui m'ont été communiquées par mon père. Pendant quatre heures, un *spasme du sphincter anal* suscita une douleur piquante en un point situé horizontalement en dehors et à environ dix centimètres du sein droit. Un *érythème léger du scrotum* provoqua une douleur analogue sous la partie moyenne de la clavicule droite.

Enfin, je rappellerai que Persons (1) a publié deux cas

(1) Cité par Ch. Richet : *Recherches expér. et clin. sur la sensibilité*, 1877, p. 290.

de névralgie du bras consécutive à une *névralgie dentaire*, que Castle (1) a vu un cas analogue et que l'extraction de la dent cariée a guéri la douleur du bras.

Ces exemples suffiront, je crois, à faire comprendre que, dans les cas pathologiques, l'irritation synalgogène peut être fort variable et se présenter d'elle-même en un point quelconque de notre individu : la lésion douloureuse d'une muqueuse, d'un os, la douleur spéciale qu'engendre la contraction exagérée d'un muscle sont donc, tout aussi bien qu'une irritation cutanée, capables d'éveiller une synalgie. Dans ces circonstances, on a souvent à constater, soit dit en passant, une très grande analogie entre certaines répercussions douloureuses d'ordre pathologique et certaines synalgies que nous provoquons artificiellement avec plus ou moins de facilité.

CHAPITRE III

Caractères de la douleur perçue au point sympathique. — Comparaison de Gubler. — Chatouillement et démangeaison.

Après avoir étudié l'irritation synalgogène, il convient d'examiner maintenant les *caractères de la douleur perçue au point sympathique.*

Habituellement, cette douleur est constituée par un *élancement subit*, qui suit presque immédiatement l'impression venue du point irrité et semble même, parfois, coexister avec elle. Gubler (2) la comparait au phénomène acoustique de l'écho et, pour le savant professeur,

(1) Cité par Ch. Richet, *loc. cit.*, p. 200.

(2) Nous l'avons déjà plusieurs fois cité et aurons encore à le faire, car sa communication sur les douleurs répercutées lie intimement son nom à l'étude des synalgies. (Voyez les *Comptes rendus de la Société de Biologie*, année 1876, séance du 23 décembre).

cette comparaison était d'autant plus justifiée que, d'après lui, les douleurs répercutées ne sont pas semblables à celles qui leur ont donné naissance; leur modalité s'altère dans le trajet, comme la phrase dramatique quand elle revient travestie par un écho moqueur. « Il semble même qu'après la métamorphose, — disait-il, — toutes les douleurs répercutées sont devenues identiques, malgré les différences des formes douloureuses originelles. Que la douleur initiale soit un élancement, une meurtrissure, un arrachement ou une tranchée, le retentissement aboutira à une sensation presque uniforme et fugace, à une aigrette ou un trait de douleur, traversant la peau dans un espace excessivement restreint et vraiment ponctiforme, comme ferait un coup d'aiguille ou un courant électrique. Ces caractères rappellent assez exactement les douleurs fulgurantes de l'ataxie locomotrice pour que le rapprochement doive être expressément signalé ici. » Gubler a parfaitement observé ce qui se passe dans un grand nombre de synalgies et, pour avoir décrit ainsi les douleurs sympathiques, il a dû, — c'est ma conviction, — les ressentir. Mais ces douleurs n'offrent pas toujours le même caractère et, si l'observation de Gubler est souvent juste, nous sommes forcés de reconnaître qu'elle est au moins incomplète.

D'abord, l'élancement sympathique *l'emporte fréquemment en intensité* sur la douleur perçue au point irrité et peut même *persister quelques secondes* après la cessation de cette dernière. Dans d'autres cas, — ceci est plus rare, — la douleur initiale, quoique forte, ne détermine au point sympathique qu'un *pincement* assez faible, moins bien localisé, un *picotement léger* ou seulement un simple *frémissement* qui paraît s'étaler à la surface de la peau. Il semble alors que la douleur secondaire perde de sa vivacité et de sa pénétration en occupant une région plus étendue. J'ai trop souvent ressenti cette variété de synalgie pour avoir un doute à l'égard de son existence.

Comme sensations pénibles se rapprochant des douleurs perçues au point sympathique, nous devons encore citer le *chatouillement* et la *démangeaison*. C'est tout à fait exceptionnellement que j'ai, surtout à la suite d'un grattage de la peau au point irrité, éprouvé la première de ces deux sensations. En revanche, j'ai bien des fois noté, tant sur moi que sur autrui, la démangeaison sympathique. On se souvient de celle que nous ressentons à la muqueuse pituitaire quand les nerfs de la cornée transparente ou de la muqueuse oculo-palpébrale sont douloureusement impressionnés par une vive lumière. Voici, de plus, deux autres observations où la démangeaison apparaît encore à titre de douleur sympathique.

M. Eugène P...., de Gray, avait l'habitude, en lisant, de se gratter machinalement le cuir chevelu. Or, un jour qu'il excitait ainsi un point situé près du vertex, il fut surpris par un brusque éternûment consécutif à une démangeaison dans les narines. Il s'aperçut bientôt que l'irritation du cuir chevelu en était la seule cause et, depuis cette époque, il éternuait à volonté, autant de fois qu'il lui plaisait, rien qu'en grattant suffisamment le point irrité qu'il avait découvert par hasard.

D'autre part, chez M. L. B...., la mastication et la déglutition d'aliments trop vinaigrés, trop poivrés ou contenant un excès de moutarde, occasionnaient au vertex une démangeaison qui l'obligeait à se gratter, démangeaison telle, — m'affirmait son fils, — qu'il préférait s'abstenir d'une nourriture assaisonnée de la sorte.

On se demandera peut-être pour quel motif je range dans les synalgies les associations d'une impression plus ou moins douloureuse avec les diverses sensations de picotement, de frémissement, de chatouillement, etc. C'est que ces sensations qui, à première vue, paraissent si dissemblables, sont ordinairement pénibles et ne constituent, à mon avis, que des modalités inférieures de la douleur. En cela, je partage complètement l'opinion de Ch. Richet (1) qui envisage ainsi le chatouillement et la démangeaison : pour lui, ces deux sensibilités se ressemblent à ce point que souvent elles se confondent et que l'analyse physiologique a peine à les séparer ; bien plus, par une série de gradations imperceptibles, elles arrivent à faire corps avec l'algesthésie, un chatouillement très fort étant une vraie douleur et une démangeaison très forte causant une irritation insupportable. D'ailleurs dans certaines observations de Brown-Séquard, relatives à ce sujet, toutes les fois qu'il y avait hyperesthésie à la douleur, il y avait aussi hyperesthésie au chatouillement. Dans d'autres cas, Ch. Richet dit avoir vu cette sensibilité conservée quand il y avait anesthésie tactile. Enfin, la démangeaison et le chatouillement présentent un certain degré de diffusion, ce qui les fait encore ressembler à la douleur.

Cette explication donnée, il importe de noter deux faits dont je dois la connaissance à des observations personnelles. Dans un grand nombre de synalgies, j'ai constaté qu'en excitant assez fréquemment le point irrité dans un espace de temps relativement court, la douleur perçue au point sympathique va en s'affaiblissant à chaque nouvelle excitation, de sorte qu'il arrive un moment où l'on n'éprouve plus cette douleur. En parlant du pincement de la peau comme moyen synalgogène, j'ai eu l'occasion de citer une synalgie qui offrait un phénomène de ce genre.

(1) *Loc. cit.*, p. 323.

J'ai également reconnu qu'un grattage ou une friction suffisante de la région sympathique peuvent, dans certaines circonstances, lorsqu'ils sont pratiqués après la production d'une première douleur répercutée, empêcher ultérieurement cette répercussion, mais pendant quelques instants seulement, si l'on répète l'expérience sans trop tarder. Il semblerait que les excitations portées dans cette région ont eu comme résultat de la rendre momentanément insensible à la douleur sympathique.

Enfin, pour terminer ce que nous avons à dire sur cette douleur, notons qu'il ne paraît pas exister le moindre trouble vasculaire au point où elle est reportée, ni pendant, ni après la perception douloureuse.

CHAPITRE IV

Rapports mutuels des points irrité et sympathique chez le même individu. — Synalgies à trois points sympathiques. — Conditions d'un sujet synalgésique par rapport à la douleur sympathique.

Dans les deux chapitres précédents, nous avons soumis à un examen particulier chaque élément constitutif de toute synalgie, c'est-à-dire l'*irritation primitive* ou *synalgogène* et la *perception sympathique*. Je crois qu'il convient maintenant d'examiner les rapports mutuels qui relient les deux points irrité et sympathique, — ce à quoi je vais immédiatement passer.

Un individu perçoit une douleur répercutée lorsqu'il irrite une partie déterminée de son tégument. *Ce même individu, quand il irritera de nouveau cette même partie tégumentaire, percevra-t-il la douleur répercutée au même point du corps?* La communication de Gubler à la Société de Biologie (communication sur laquelle je reviendrai plus tard), les affirmations de certaines personnes synalgésiques, les recherches de mon père et les miennes me permettent d'avancer qu'*au même point irrité correspond le même point sympathique*. C'est là une règle générale et, si parfois le point sympathique paraît se déplacer (en admettant qu'il ait été bien fixé au début des observations), ce n'est que dans une zone tributaire du même tronc nerveux. Les exceptions à cet état de choses sont, je crois, fort rares. Mon père expérimenta, relativement à cette question, de la manière suivante: quand il découvrait sur lui un point algogène, il le rendait visible pendant un certain temps en le touchant avec un crayon de nitrate d'argent; alors, chaque fois que, dans la suite, il l'irritait au moyen d'une épingle, il éveillait une douleur sympathique toujours reportée au point antérieurement connu. Chez moi, le simple grattage du cuir chevelu, au niveau de la protubérance occipitale externe, engendre une seconde douleur invariablement fixée au milieu du dos; un élancement dans la région lombaire ne manque jamais de répondre à une irritation localisée à environ six centimètres au-dessus de l'épicondyle, dans la partie inféro-externe du bras, etc. Il existe donc, *chez le même individu*, une grande stabilité de rapports entre le point irrité et le point sympathique d'une synalgie.

Seconde question: *au même point irrité ne correspond-il qu'un seul point sympathique*? Oui, d'ordinaire, mais cela ne me paraît pas être une règle absolue ou, plutôt, je n'oserais point affirmer la chose sans restriction. En voici le motif. Dans une synalgie qui m'est personnelle, mais que je n'ai malheureusement plus éprouvée, le point irrité se trouvait à la partie supéro-interne de la fesse gauche et les points sympathiques correspondants à la peau qui recouvre la moitié inférieure de la fosse sous-épineuse gauche, région où *j'ai nettement senti trois douleurs simultanées*, trois piqûres d'aiguille, reportées à trois points différents et certainement occasionnés par l'impression douloureuse partie de la fesse. En juillet 1884, en excitant par grattage la moitié gauche du creux épigastrique, j'ai encore fait naître chez moi une synalgie à trois points sympathiques répondant au même point irrité, épigastrique : la plus vive de ces douleurs répercutées siégeait en arrière, dans la région lombaire gauche ; le second élancement, moins bien localisé, apparut entre le mamelon gauche et le sommet de l'épaule du même côté ; enfin, la troisième douleur, encore moins bien localisée que la précédente, moins forte aussi que dans le cas où elle est provoquée par grattage de la moitié droite du creux épigastrique, se fixa également entre le mamelon et la partie supérieure de l'épaule, mais alors dans le côté droit du corps. A l'époque où je l'ai notée, je pouvais à volonté produire cette dernière synalgie à triple point sympathique. On comprend qu'en présence de ces deux faits, peut-être exceptionnels, je ne sois pas complètement affirmatif dans la réponse donnée plus haut.

Troisième question : *qu'adviendrait-il si on excitait le point sympathique d'une synesthésie douloureuse bien déterminée, sans toucher aucunement au point irrité ?* Une douleur se ferait-elle sentir dans cette dernière région, celle du point irrité ? A cette question, qui m'a souvent été posée, je ne puis répondre d'une manière très satisfaisante, car, ici, l'expérimentation offre une difficulté des plus grandes. Cela s'explique : reconnaître exactement le point sympathique et en délimiter rigoureusement l'étendue est une tâche d'une extrême aridité. Certes, on indique fort bien la partie du corps où la douleur répercutée se fait sentir, puisqu'on éprouve le plus souvent en cet endroit la sensation d'un pincement fort douloureux ou, dans le cas d'élancement bien caractérisé, celle d'une mince tige métallique, d'une forte aiguille qu'on enfoncerait brusquement dans les chairs ; mais quant à mettre le doigt juste sur le véritable siége de cet élancement, cela n'est pas aisé. Le point irrité est un point matériel, que vous tenez sous l'ongle pendant que vous l'excitez ; il n'en est pas ainsi du point sympathique qui, lui (c'est ce que nous verrons plus tard), est *virtuel*, n'a pas d'existence réelle à notre surface.

Fermez les yeux et présentez votre bras, par exemple, à une personne qui, armée d'une épingle dont la pointe a été préalablement noircie à la flamme d'une bougie, le piquera légèrement en un lieu quelconque de la surface cutanée, laissant à l'endroit même de la piqûre un point noir ; cherchez immédiatement à placer le doigt sur ce point et vous vous apercevrez facilement qu'il est fort rare d'arriver à ce but : vous aurez parfois des écarts de plusieurs centimètres. Sans vouloir établir une comparaison absolue entre le sujet d'une semblable expérience et un sujet synalgésique, ne pourrait-on pas envisager ce dernier, par rapport à la douleur perçue au point sympathique, comme placé dans les conditions d'un individu qui doit indiquer, les yeux fermés, l'endroit où il ressent une piqûre faite par un autre individu ? On comprendra sans peine que la localisation précise du point sympathique soit un travail offrant de véritables difficultés.

Néanmoins, je possède deux ou trois synalgies dont les deux points de nom différent sont tellement voisins qu'on peut, sans trop s'écarter de la vérité, considérer le point sympathique de l'une comme devenant le point irrité de l'autre et réciproquement. Ainsi, pour donner un exemple à l'appui, j'ai trouvé chez moi une petite zone qui est très rapprochée de l'angle inférieur du scapulum droit et qui sympathise avec une autre petite zone située dans la partie postéro-interne et inférieure de la région lombaire droite : en irritant la zone scapulaire, j'ai obtenu une douleur répercutée dans la zone lombaire et, un autre jour, en excitant la zone lombaire, une seconde douleur est apparue dans la zone scapulaire. Les quelques observations de ce genre que j'ai pu recueillir me porteraient à admettre qu'une excitation dirigée sur une région de la surface cutanée où fut perçue une douleur sympathique peut, au moins dans certains cas, en déterminer une autre dans la région du point irrité primitif.

CHAPITRE V

Persistance des synalgies chez le même sujet synalgésique : deux exceptions. — Est-il des conditions favorisant l'acte synalgique?

Un sujet synalgésique a bien déterminé chez lui le procédé qu'il doit mettre en usage pour susciter une synalgie donnée : plus tard, quinze jours, six mois, plusieurs années après l'avoir reconnue, *la fera-t-il renaître par une excitation identique?* Oui, — c'est ma conviction et je la crois étayée par un ensemble assez imposant d'observations que toute personne désireuse d'étudier les synalgies pourra faire elle-même. Je rappellerai d'abord les recherches de mon père, relatives à la détermination de points irrités à l'aide d'une piqûre d'épingle, piqûre rendue visible pendant un certain temps par sa coloration en noir au moyen de la pierre infernale. Puis je citerai, à titre d'exemple, une synalgie très nette, très vive, éprouvée depuis plusieurs années par lui, chaque fois qu'il irrite la partie postérieure et latérale externe du quatrième orteil, soit du pied droit, soit du pied gauche : l'élancement sympathique, dans ce cas, est ressenti à l'épigastre, soit dans la moitié droite, soit dans la moitié gauche de cette région. A côté de cette synalgie, je placerai la synesthésie douloureuse occipito-dorsal dont j'ai déjà parlé et que j'ai découverte chez moi le 14 octobre 1882: depuis cette époque, je l'ai toujours éveillée à ma fantaisie et dans toutes circonstances, rien que par un grattage suffisant du point irrité connu. Enfin, comme troisième exemple, citons encore la sympathie qui réunissait, chez M. Eugène P...., le vertex à la muqueuse pituitaire à ce point que l'excitation par l'ongle du cuir chevelu, en un endroit déterminé du sommet de la tête, occasionnait infailliblement une démangeaison dans les narines et un éternûment consécutif, — éternûment qui avait frappé mon client depuis fort longtemps et qu'il provoqua de cette manière, à volonté, jusqu'au jour où il fut enlevé par une hémorrhagie cérébrale.

Cependant, j'ai dû noter déjà deux exceptions. La première est celle de cette synalgie à trois points sympathiques dans la fosse sous-épineuse gauche et dont il a été parlé au chapitre précédent. La seconde est une répercussion douloureuse que mon père a longtemps éprouvée et qui surgissait toutes les fois qu'il écorchait un petit bouton s'élevant sur la peau qui recouvre la partie moyenne et un peu supérieure de la région sternale: la douleur répercutée occupait le milieu du front. Quand le bouton disparut, laissant à sa place une petite cicatrice, cette synalgie disparut aussi et, depuis lors, mon père fut incapable de la faire revivre. Une association douloureuse comme celles que nous étudions, née dans des conditions spéciales, pourrait donc s'évanouir à un moment donné et ne plus reparaître. Mais, jusqu'à présent, la rareté de ces cas me commande la plus grande réserve.

Autre question : *un individu, susceptible de synalgies,*

les ressent-il mieux ou plus facilement dans des circonstances particulières? — J'ai fait quelques recherches à ce sujet. J'avais d'abord cru remarquer que le froid suffisant pour déterminer la chair de poule semblait favoriser les répercussions douloureuses. Puis, — me rappelant que la sensibilité générale est souvent unie à certains phénomènes psychiques par d'étroites relations et que toute synalgie n'est en réalité qu'un acte de perception, par suite un phénomène psychique, — j'observai si, dans les cas d'excitation cérébrale produite par le travail intellectuel, les veilles prolongées, l'ingestion d'infusés de café ou de thé, etc., j'éprouvais plus facilement ou plus vivement des douleurs répercutées. Cela me parut être et, encore aujourd'hui, je n'oserais affirmer absolument que cet état et celui de la chair de poule fussent sans aucune action sur les synalgies, mais cette action me semble discutable. J'ai, en effet, noté des répercussions douloureuses très vives à l'époque des chaleurs comme à celle des froids, sans avoir bu du thé comme après en avoir pris, à la suite d'un repos des plus complets, d'une excellente nuit, de l'ingestion de cinq centigrammes d'extrait thébaïque, aussi bien qu'à la fin d'une grande veille, dans un parfait état de santé comme dans celui de maladie, bref, dans des conditions fort diverses et le plus souvent opposées. L'ingestion quotidienne (fractionnée par demi-milligramme) de un milligramme et demi et même deux milligrammes de sulfate d'atropine, continuée cinq ou six jours, n'a jamais paru modifier d'une manière sensible ma susceptibilité synalgésique. D'autre part, mon père a observé sur lui-même deux synalgies très nettes et fort vives, le 27 mars 1883, entre 5 h. et 8 h. du matin, alors que depuis la veille (8 h. du soir) il était sous l'influence de palpitations, de contractions arrhythmiques du cœur, violentes ou asystoliques; — et il a remarqué qu'en dépit de l'abattement considérable dans lequel il se trouvait alors, les douleurs sympathiques, piquantes, étaient nettement perçues et persistaient quelques secondes après la cessation de toute irritation au point algogène.

Les deux synalgies qui furent déterminées dans de pareilles conditions et réveillées ensuite avec la même netteté, figurent dans mon Tableau I (*Synalgies ascendantes*), où elles sont consignées sous les numéros 11 et 28. Enfin, un traitement prolongé par le Colchique (ingéré jusqu'à purgation) et l'usage interne du sulfate de quinine à dose assez forte n'ont jamais semblé diminuer ou augmenter, chez mon père, le pouvoir synalgésique.

CHAPITRE VI

Proportion des sujets synalgésiques. — Les différents sujets synalgésiques éprouvent-ils les mêmes synalgies? — Zones sympathiques.

L'histoire scientifique des synalgies comporte encore bien des questions à élucider. Il serait intéressant, par exemple, de déterminer la proportion des sujets synalgésiques, — d'examiner ensuite l'influence du sexe, de l'âge et de la profession de ces sujets sur la production des douleurs répercutées. Malheureusement, faute d'observations assez nombreuses et vu la grande difficulté que j'ai toujours eue à me procurer des renseignements même fort incomplets, je suis à peu près réduit au silence en ce qui concerne ces divers points. Néanmoins, voici quelques données.

A l'époque où j'écrivais ma thèse, j'avais sous les yeux une liste de 21 personnes récemment questionnées avec soin : huit d'entre elles (6 hommes et 2 femmes) étaient susceptibles de ressentir des synalgies provoquées. A cette même époque, mon père, se trouvant à Paris, faisait partie d'une petite réunion de sept membres de l'Université : leur ayant appris en quoi consiste le phénomène des synesthésies douloureuses, deux de ces Messieurs, — naturalistes distingués, — lui affirmèrent qu'ils éprouvaient des douleurs de ce genre. En se comptant, mon père arrivait, dans le cas particulier, à la proportion de trois sujets synalgésiques pour sept personnes. Ce nombre se rapproche sensiblement du précédent (8 sur 21). A ne s'en tenir qu'à ces deux maigres statistiques, où *un tiers* environ des individus interrogés partagent avec nous la faculté de percevoir des répercussions douloureuses, on voit que ces derniers ne constituent pas, comme on l'a prétendu, des êtres plus curieux encore par leur rareté que par la singularité de leurs assertions. D'autre part, sur neuf de mes ascendants ou collatéraux directs, je trouve trois sujets synalgésiques : nous retombons donc toujours dans la proportion sus-indiquée et que je maintiens jusqu'à nouvel ordre, sans vouloir cependant la donner comme définitive, car, ces temps derniers, après m'être enquis de l'existence des phénomènes synalgiques chez un bien plus grand nombre de personnes, j'ai constaté que cette proportion était peut-être un peu élevée.

Voici maintenant quelques remarques. En consultant une liste de 18 sujets synalgésiques, je note 14 hommes et 4 femmes. Sur ces 14 hommes :

1 est âgé de moins de 20 ans;
6 ont de 20 à 30 ans;
3 ont de 30 à 40 ans;
4 ont de 60 à 75 ans.

Au point de vue de la profession, je trouve 1 sous-officier, 1 négociant, 1 receveur municipal, 1 avocat, 2 rentiers, 1 élève stagiaire en pharmacie, 1 pharmacien et 6 docteurs en médecine.

Des 4 femmes, toutes mariées, l'une n'a pas atteint l'âge de 20 ans, l'autre est entre 20 et 30, la troisième entre 30 et 40 et la quatrième entre 45 et 50. Enfin, sur la liste que je viens d'analyser ainsi ne figurent pas les sujets chez lesquels j'ai observé des synalgies pathologiques. De même, ces derniers sont étrangers à la statistique précédente.

Il nous reste à aborder une question qui mérite d'être examinée de près. Voici, je suppose, trois sujets synalgésiques. Si chacun d'eux excite le même point irrité, éprouveront-ils tous les trois une douleur sympathique reportée dans un endroit du corps qui sera le même pour le premier individu, le second et le troisième? En d'autres termes et plus simplement, *ces différents sujets auront-ils les mêmes synalgies?* — Gubler n'a pas hésité à affirmer que, « *quel que soit le sujet, la douleur secondaire est perçue dans des régions toujours les mêmes pour des sujets différents* » ; et, quand je considère qu'un point irrité à la joue donne, chez Henri Brésard (1) et chez moi, une douleur sympathique à la région axillaire, — que, chez tous les deux encore, un point sympathique dans la région lombaire droite à son point irrité correspondant à la face postérieure de l'avant-bras droit, — que, sur mon père comme sur moi, une excitation portée entre le quatrième et le cinquième orteil du pied droit fournit une douleur secondaire dans le côté droit de l'épigastre, — qu'une irritation de la portion interne du mollet gauche suscite, chez lui et chez moi, un élancement qui se localise sous la clavicule du même côté, — que, pour ma mère comme pour moi, un point irrité dans l'hypocondre

(1) Ce jeune homme a eu l'obligeance de me relever sur une silhouette du corps humain quelques répercussions douloureuses observées sur lui-même, et je lui en suis d'autant plus reconnaissant que d'autres personnes m'ayant promis d'en faire autant, je n'ai eu qu'à constater la stérilité de leurs belles promesses.

droit éveille une douleur dans la fosse sus-épineuse droite, etc., etc., — je suis bien obligé de me ranger à l'opinion de Gubler. Cette conclusion que, du moins chez certaines personnes, des points sympathiques très voisins répondent à des points irrités très voisins, de telle sorte qu'une synalgie éprouvée par l'une d'elles sera, à peu de chose près, ressentie par les autres, exprime un fait d'une réelle importance, car, en définitive, on peut en induire, en se rappelant ce que j'ai dit sur la fixité des synesthésies douloureuses, que non seulement une synalgie est un phénomène stable chez le même sujet, mais qu'il présente aussi une grande stabilité d'un individu à un autre. Il me parait prudent, cependant, de faire quelques réserves à l'égard de cette dernière conclusion qui, pour n'avoir rien d'illogique, pourrait peut-être sembler fausse dans certains cas. En effet, tous les organismes humains n'offrent pas une innervation toujours et absolument semblable.

Les récepteurs nerveux, organes centraux du système cérébral, ne variant ni dans leur position respective ni dans leurs rapports mutuels, les conducteurs, les filets encéphalo-rachidiens, peuvent venir d'une région qui ne sera pas exactement la même pour tous les sujets ; — ou bien, la distribution périphérique de ces filets ne présentant aucune modification d'une personne à l'autre, la variabilité intéressera les centres récepteurs; — ou bien encore c'est à une fraction tout entière du système nerveux que s'étendra la différence. On sait que des anomalies de ce genre paraissent assez rares, il est vrai, mais il en existe peut-être qui sont ignorées. Dans tous les cas, même en les envisageant comme de pures exceptions, il convient de tenir compte de ces *anomoneurotopies*, comme aurait dit Piorry. Alors on comprendra, sans trop de difficulté, pourquoi des écarts plus ou moins grands pourront être remarqués dans la marche de la douleur répercutée, qui se fixera ici chez l'un, un peu plus loin chez l'autre ou plus près, au contraire, chez ce dernier.

C'est encore pour le même motif qu'il faut, je crois, si l'on veut rechercher les rapports qui unissent deux régions contenant l'une et l'autre des points irrités et des points sympathiques, considérer des zones suffisamment étendues. Je vais me faire mieux comprendre par un exemple. J'ai découvert, chez moi, trois parties de la région postérieure du cuir chevelu qui, par l'excitation (arrachement d'un cheveu, grattage), engendrent des douleurs sympathiques dans le milieu du dos. J'admets, dans ce cas, que la région dorsale moyenne est en rapport (nous verrons plus tard de quelle façon) avec la division postérieure de la région occipito-frontale, dont elle constitue la zone sympathique.

CHAPITRE VII

Division des synalgies en s. ascendantes et s. descendantes. — Tableau I : Synalgies ascendantes. — 1re règle. — Considérations sur les synalgies ascendantes. — Synalgies tournantes, ascendantes. — Tableau II : Synalgies descendantes. — Considérations sur les synalgies descendantes. — 2e règle. — 3e règle. — 4e règle. — Considérations sur l'ensemble des synalgies observées jusqu'à ce jour. — Synalgies tournantes, descendantes. — 5e règle.

Quand on examine les lieux respectifs des points irrités et des points sympathiques dans les différentes synalgies que nous allons énumérer, on s'aperçoit facilement que la répercussion douloureuse se localise dans des régions situées à un niveau tantôt supérieur et tantôt inférieur à celui du point algogène. C'est en vertu de l'observation de ce fait que j'ai groupé les synesthésies douloureuses en *synalgies ascendantes* (premier cas) et en *synalgies descendantes* (second cas). Dans ces dernières, j'ai rangé toutes celles qui ont leurs points irrités sur le membre thoracique et leurs points sympathiques sur le tronc. Il me semble superflu d'expliquer le motif de cette détermination que l'on comprendra d'autant mieux, d'ailleurs, qu'on se représentera le sujet les bras étendus horizontalement.

Dans les deux tableaux qui suivent, j'ai indiqu autant que possible l'innervation de chacun des points synalgiques. De cette façon, rien qu'en jetant un coup d'œil sur ces tableaux, il sera facile au lecteur de s'assurer que *les douleurs répercutées se fixent le plus souvent dans des régions dont les nerfs périphériques ne peuvent évidemment avoir aucun rapport avec ceux qui desservent les régions des points algogènes.* Cette remarque est d'une haute importance. Puis, j'ai imposé un numéro d'ordre à chaque synalgie dont le point irrité et le point sympathique, relevés avec le plus grand soin, sont l'objet d'une courte description topographique, imprimée en caractères gras, à la suite des abréviations PI. (point irrité) et PS. (point sympathique). Enfin les lettres F. ou B. désignent les synesthésies douloureuses observées par mon père ou par H. Brésard : les autres me sont personnelles.

TABLEAU I. — SYNALGIES ASCENDANTES

1. PI. **Partie postéro-latérale externe du 4e orteil du pied droit :** filets des *n. musculo-cutané* (br. term. du n. sciatique proplité ext.), *saphène externe* (du n. sciatique proplité int.) et *plantaire externe* (br. term. du n. tibial post.) ; *grand n. sciatique.* = PS. **A l'épigastre (côté droit), en un point situé à environ 3 centim. au-dessous des côtes et à droite de la ligne blanche :** rameaux perforants antérieurs des 5 derniers *nerfs intercostaux.* — F.

2. **Même synalgie que la précédente, mais du côté gauche.** — F.

3. PI. **A la surface inféro-interne de la jambe droite, à 15 centim. environ au-dessus de la malléole interne :** branche jambière du *n. saphène interne* (br. term. du *nerf crural*). = PS. **Immédiatement au-**

dessous du mamelon droit : rameaux perforants latéraux des 4ᵉ, 5ᵉ et 6ᵉ *nerfs intercostaux*.

4. Pl. **A la surface interne de la jambe gauche, à la jonction du tiers supérieur avec le tiers moyen :** branche jambière du *n. saphène interne* (br. term. du *nerf crural*). == PS. **Entre la clavicule gauche et le mamelon du même côté :** *nerf sus-claviculaire* (venu du *plexus cervical superficiel*) et les trois premiers *nerfs intercostaux*. — F.

5. Pl. **A la partie antéro-supérieure de la jambe droite, sous la rotule :** branche rotulienne du *n. saphène interne* (br. term. du *nerf crural*) et filets du *n. musculo-cutané externe* (br. term. du *nerf crural*). == PS. **A la partie moyenne du pli de l'aine droit :** rameau crural du *nerf génito-crural* (br. collat. du *plexus lombaire*). — F.

6. Pl. **A la partie antérieure de la rotule gauche :** branche rotulienne du *n. saphène interne* (br. term. du *nerf crural*) et filets du *n. musculo-cutané externe* (br. term. du *nerf crural*). == PS. **A l'hypocondre gauche, sous les côtes :** rameaux perforants latéraux des 8ᵉ, 9ᵉ et 10ᵉ *nerfs intercostaux* — F.

7. Pl. **A la partie antéro-latérale externe du genou droit :** filets du rameau fémoral du *nerf fémoro-cutané* (br. collat. du *plexus lombaire*) et filets venus du *n. saphène interne* (br. term. du *nerf crural*). == PS. **A la partie moyenne du pli du coude droit :** filets du *nerf musculo-cutané* et du *nerf brachial cutané interne* (tous deux br. term. du *plexus brachial*).

8. Pl. **A la partie supéro-externe du genou gauche :** filets du rameau fémoral du *nerf fémoro-cutané* et filets du *nerf saphène interne*. == PS. **Au voisinage de l'épine iliaque antéro-inférieure gauche :** rameau fémoral du *nerf fémoro-cutané* (venu du 2ᵉ nerf lombaire). — F.

9. Pl. **A la partie postéro-externe et inférieure de la cuisse droite :** branche fémorale du *nerf petit sciatique* (br. collat. du *plexus sacré*). == PS. **A la partie postéro-supérieure (sous les dernières fausses côtes, près du rachis) de la région lombaire droite :** rameaux des premières *branches abdomino-pelviennes* (br. postérieures des n. rachidiens).

10. Pl. **Un peu plus en haut et dans une région plus externe que n'est le point irrité de la synalgie 9 :** branche fémorale du *nerf petit sciatique* (br. collat. du *plexus sacré*). == PS. **A la partie postéro-interne et supérieure du bras droit :** filets du *nerf brachial cutané interne* (br. term. du *plexus brachial*), du 3ᵉ *nerf intercostal* et du nerf accessoire du brachial cutané interne (?) (br. collat. du *plexus brachial*). — F.

11. Pl. **A la partie moyenne de la région postéro-interne de la cuisse gauche :** branche fémorale du *nerf petit sciatique* (br. collat. du *plexus sacré*) et filets du nerf obturateur (?) (br. term. du *plexus lombaire*). == PS. **Au niveau de l'angle inférieur de l'omoplate, tout près de cet angle (côté gauche) :** 5ᵉ, 6ᵉ et 7ᵉ branches postérieures des *nerfs dorsaux*. — F.

12. Pl. **A la partie moyenne de la région postéro-externe de la cuisse gauche :** branche fémorale du *nerf petit sciatique* (br. collat. du *plexus sacré*). == PS. **A l'angle inférieur de l'omoplate gauche :** 5ᵉ, 6ᵉ et 7ᵉ branches postérieures des *nerfs dorsaux*. — F.

13. Pl. **A la partie moyenne (plutôt dans la moitié inférieure) de la région postéro-externe de la cuisse droite :** branche fémorale du *nerf petit sciatique*. == PS. **A la partie moyenne de l'omoplate droite :** 3ᵉ et 4ᵉ branches postérieures des *nerfs dorsaux*. — F.

14. PI. **A la partie supéro-externe (à la jonction du tiers supérieur avec le tiers moyen) de la cuisse droite :** rameau fémoral du *nerf fémoro-cutané* (venu du 2e nerf lombaire). == PS. **A la partie supéro-externe (un peu au-dessus de l'insertion humérale du deltoïde) du bras droit :** filets du *nerf circonflexe* (br. term. du *plexus brachial*). — F.

15. PI. **A la partie moyenne de la région supéro-antérieure de la cuisse droite :** filets du nerf perforant supérieur et du nerf perforant moyen de la branche cutanée du *nerf crural* (br. term. du *plexus lombaire*). == PS. **A la partie supérieure de l'épaule droite, au niveau de l'articulation scapulo-humérale :** filets du *nerf sus-acromial* (*plexus cervical superficiel*). — F.

16. PI. **A la partie moyenne (un peu interne et inférieure) de la région supéro-antérieure de la cuisse gauche :** même innervation que celle du point irrité de la synalgie 15. == PS. **A la partie moyenne de l'hypocondre gauche :** rameaux perforants latéraux des 8e, 9e et 10e *nerfs intercostaux*. — F.

17. PI. **A la partie postéro-supérieure et un peu externe de la cuisse droite :** filets du rameau fessier du *nerf fémoro-cutané* (venu du 2e nerf lombaire). == PS. **A la partie inféro-latérale droite du dos :** 8e, 9e et 10e branches postérieures des *nerfs dorsaux* et quelques filets des rameaux perforants latéraux des *nerfs intercostaux* correspondants. — F.

18. PI. **A la partie antéro-supérieure et latérale externe de la cuisse gauche :** filets du rameau fémoral du *nerf fémoro-cutané*. == PS. **A la partie supéro-externe du bras gauche, au niveau de l'insertion humérale du deltoïde :** filets du *nerf circonflexe* (br. term. du *plexus brachial*).

19. PI. **A la partie médiane la plus inférieure de la fesse droite :** filets du *nerf petit sciatique* (plexus sacré) et quelques filets du *nerf fémoro-cutané* (plexus lombaire). == PS. **Entre l'angle inférieur de l'omoplate droite et la partie postérieure de la base de l'aisselle correspondante :** 3e, 4e et 5e branches postérieures des *nerfs dorsaux* et filets des rameaux perforants latéraux des *nerfs intercostaux* correspondants.

20. PI. **A la partie inféro-externe de la fesse gauche :** filets du *nerf fémoro-cutané* et quelques filets du *nerf petit sciatique*. == PS. **Bien au-dessous du mamelon gauche, vers la pointe du cœur :** rameaux perforants latéraux des 7e et 8e *nerfs intercostaux*.

21. PI. **A la partie postéro-supérieure et interne de la fesse droite :** filets de la branche postérieure du 3e *nerf lombaire*. == PS. **A la partie latérale droite du vertex :** filets cutanés de la branche ophthalmique du *nerf trijumeau* et filets du *grand nerf occipital* (br. post. du 2e *nerf cervical*)

22. PI. **A la partie postéro-supérieure et interne de la fesse gauche :** filets de la branche postérieure du 3e *nerf lombaire*. == PS. **A la partie latérale gauche et un peu postérieure du thorax, au niveau des deux dernières vraies côtes :** rameaux perforants latéraux des 7e, 8e et 9e *nerfs intercostaux*. — F.

23. PI. **Au pli de l'aine gauche, au niveau de l'anneau crural :** filets du rameau crural du *nerf génito-crural* (br. collat. du *plexus lombaire*) et quelques filets (?) du nerf fémoro-cutané (*plexus lombaire*). == PS. **A la partie moyenne de la région postéro-inférieure de l'avant-bras gauche :** filets du *nerf musculo-cutané*, du *nerf radial* et du *nerf brachial cutané interne* (plexus brachial). — F.

24. PI. **A la partie latérale gauche du pubis** : filets venus des *nerfs abdomino-génital supérieur* et *abdomino-génital inférieur* (branches collat. du *plexus lombaire*). == PS. **A la partie antérieure de la base du creux axillaire gauche** : rameaux perforants latéraux des 2e et 3e *nerfs intercostaux*; filets du *nerf brachial cutané interne* (br. term. du *plexus brachial*).

25. PI. **A la partie moyenne du pubis** : même innervation que celle du point irrité de la synalgie 24. == PS. **A la partie antérieure de la base du creux axillaire droit** : même innervation que celle du point sympathique de la synalgie 24.

26. PI. **A la muqueuse de l'anus** : filets du *nerf hémorrhoïdal* (br. collat. du *plexus sacré*). == **A la partie supérieure et un peu postérieure de l'épaule droite, au niveau de l'articulation scapulo-humérale** : filets du *nerf sus-acromial* (*plexus cervical superficiel*). — F.

27. PI. **A la partie antérieure du flanc droit** : 10e, 11e et 12e *nerfs intercostaux*. == PS. **A la partie inféro-externe de la moitié droite du dos** : 8e, 9e et 10e br. post. des *nerfs dorsaux* et filets des rameaux perforants latéraux des *nerfs intercostaux* correspondants. — F.

28. PI. **A la partie la plus antérieure du flanc droit** : 10e, 11e et 12e *nerfs intercostaux*. == PS. **A la région de la fosse sus-épineuse droite** : filets du *nerf circonflexe* (*plexus brachial*) et surtout du *nerf sus-acromial* (du *plexus cervical superficiel*). — F.

29. PI. **A la partie latérale droite du dos, au niveau des deux dernières vraies côtes** : 8e et 9e branches postérieures des *nerfs dorsaux* et quelques filets des rameaux perforants latéraux des *nerfs intercostaux* correspondants. == PS. **A la partie postéro-supérieure de l'épaule droite, au niveau de l'articulation scapulo-humérale** : filets du *nerf circonflexe* (du *plexus brachial*) et du *nerf sus-acromial* (du *plexus cervical superficiel*). — F.

30. PI. **Au-dessous du mamelon gauche** : rameaux perforants des 4e, 5e et 6e *nerfs intercostaux*. == PS. **Au tiers inférieur de la partie postérieure et moyenne du bras gauche** : filets du *nerf brachial cutané interne* et du *nerf radial* (branches term. du *plexus brachial*). — F.

31. PI. **A la partie moyenne et un peu supérieure de la région sternale** : rameaux perforants antérieurs des premiers *nerfs intercostaux*. == PS. **A la partie moyenne du front** : filets de la branche ophthalmique du *nerf trijumeau*. — F.

A ces 31 répercussions douloureuses, je puis, aujourd'hui, ajouter 27 nouvelles *synalgies ascendantes*, — ce qui porte à 58 le nombre total de ces dernières. Toutes les synesthésies de ce genre, les anciennes comme les nouvelles, sont figurées dans mes planches; mais, afin de ne point surcharger celles-ci, je n'ai pas représenté les synalgies ascendantes qui, ayant un de leurs points sur le plan antérieur du sujet, offrent le point correspondant sur le plan postérieur. Ces associations douloureuses y sont d'ailleurs implicitement contenues, puisqu'elles ont servi, dans la limite de leur importance, à déterminer les *zones sympathiques* qui font l'objet de notre Planche III. Cette remarque s'applique également à quelques synalgies dont les deux points ne quittent pas le tronc et, d'une manière plus générale, à toutes celles dont il est question dans le courant du présent travail. Cela est dit une fois pour toutes et nous n'y reviendrons pas à propos de notre second tableau.

Examinons donc de quelle façon se répartissent les 58 douleurs répercutées à un niveau supérieur à celui des régions irritées. D'abord, sur ce nombre, 22 associations sont dues à l'observation de mon père et les 36 autres à la mienne. Puis, à part une seule, la 26e de mon Tableau I, elles sont toutes provoquées à la surface de la peau et peuvent être considérées comme physiologiques, — par opposition aux synesthésies pathologiques dont nous avons déjà cité quelques exemples à la fin du Chapitre II. Enfin, quand, pour la facilité du langage, je dirai que telle synalgie va d'un lieu à un autre, du tronc à la tête, je suppose, je n'exprimerai de la sorte qu'une chose, à savoir que le point irrité de cette synalgie se trouve sur le tronc, à la peau, et le point sympathique correspondant sur la tête. Cette explication donnée, voyons comment se distribuent les 58 synalgies à examiner :

31 vont des membres inférieurs (1) au tronc ;

7 vont des membres inférieurs (cuisses) aux épaules ou aux bras, du même côté ;

1 va de la partie supérieure de la fesse droite au vertex ;

1 va du pli de l'aine gauche à l'avant-bras gauche, F.

(1) Les fesses sont comprises dans les membres inférieurs.

1 va du pli de l'aine droit à la poitrine, du même côté;
1 va du scrotum à la région ombilicale;
3 vont du pubis aux aisselles ou aux régions voisines;
11 vont du tronc au tronc;
1 va du tronc à l'avant-bras, F.;
1 va du tronc à la tête.

D'après cette énumération, l'on voit que nous connaissons 39 points irrités (ceux des plis de l'aine non compris) qui ont pour siége les membres inférieurs. Ces 39 synalgies ascendantes peuvent être dénombrées de la manière suivante :

14 vont du membre droit au tronc;
5 — — à l'épaule et au bras droits;
1 va — — à la tête (moitié droite);
17 vont du membre gauche au tronc (moitié gauche);
2 — — à l'épaule et au bras gauche.

D'une pareille statistique, on ne peut logiquement tirer qu'une conclusion, — et, cette conclusion, nous la transformons en une 1re RÈGLE GÉNÉRALE, que nous maintenons jusqu'à nouvel ordre et dont voici l'énoncé : *tous les points irrités des membres inférieurs ont leurs points sympathiques sur le tronc* (31 fois sur 39) *et, plus rarement, sur l'épaule ou le bras correspondant* (7 fois sur 39). Nous ne connaissons jusqu'à présent qu'une seule synalgie (la 21e du Tableau I) allant du membre inférieur à la tête : nous devons donc la considérer comme une exception; et encore, le point irrité de cette synesthésie douloureuse se trouvant si haut placé sur la fesse droite, on est presque en droit de se demander s'il n'appartient pas au tronc.

La distribution des 58 synalgies ascendantes que nous avons déjà observées prête encore à diverses considérations :

1° *Les points irrités de la région pubienne et du scrotum ont*

(4 fois sur 4) *tous leurs points sympathiques sur le tronc*, plus spécialement au niveau des creux axillaires et de la région mammaire.

2° En faisant rentrer les plis de l'aine dans le domaine du tronc, nous constatons que *les points irrités du tronc ont généralement leurs points sympathiques sur le tronc* (12 fois sur 15), *mais peuvent néanmoins susciter ces derniers sur les membres supérieurs* (2 fois sur 15) *et exceptionnellement sur la tête* (1 fois sur 15), — peut-être plus souvent si l'on tient compte de la remarque relative à la synalgie 21 (Tableau I).

3° Sauf trois synalgies sur lesquelles nous reviendrons plus tard, *toutes les synesthésies douloureuses, ascendantes, ont leurs deux points, irrité et sympathique, sur la même moitié verticale du corps.*

4° Enfin, *une douleur répercutée, ascendante, peut naître dans le plan postérieur du sujet à la suite d'une irritation synalgogène du plan antérieur, et réciproquement* (nous avons noté ces *synalgies tournantes* 10 fois sur 58), *mais, d'ordinaire, la répercussion douloureuse se reporte* (48 fois sur 58) *sur le même plan que celui du point irrité.*

TABLEAU II. — SYNALGIES DESCENDANTES

1. PI. **Un peu en avant du vertex :** filets cutanés de la branche ophthalmique du *nerf trijumeau.* ═ PS. **A la région sus-orbitaire gauche :** filets de la branche ophthalmique du *nerf trijumeau.*

2. PI. **Au-dessus de l'oreille droite, un peu en avant de la ligne qui joint le vertex au conduit auditif externe de ce côté :** filets de la branche maxillaire inférieure du *nerf trijumeau.* ═ PS. **Un peu au-dessus du mamelon droit :** *nerfs intercostaux.* — F.

3. PI. **Partie postérieure du cuir chevelu, sur la protubérance occipitale externe :** branches postérieures des 2e et 3e *nerfs cervicaux.* ═ PS. **Sur le rachis, sur le milieu d'une ligne horizontale qui joindrait les angles inférieurs des deux omoplates :** branches postérieures des *nerfs dorsaux moyens.*

4. PI. **Partie postérieure du cuir chevelu, sur la ligne médiane, au-dessus du point irrité de la synalgie 3 :** br. post. du 2e *nerf cervical.*

═ PS. **Un peu au-dessus du point sympathique de a synalgie 3 :** branches postérieures des *nerfs dorsaux moyens.*

5. PI. **Partie postérieure du cuir chevelu, au-dessous et à gauche du point irrité de la synalgie 3 :** br. post. des 2e et 3e *nerfs cervicaux.* ═ PS. **Un peu au-dessous et à gauche du point sympathique de la synalgie 3 :** br. post. des *nerfs dorsaux moyens.*

6. PI. **Au-dessus et un peu en arrière de l'oreille droite :** terminaisons des branches ant. et post. des *premiers nerfs cervicaux.* ═ PS. **A la partie postéro-externe et supérieure de la moitié inférieure du bras droit :** filets du *nerf circonflexe* et du *nerf radial.*

7. PI. **A environ 5 centim. derrière l'oreille droite :** terminaisons des br. ant. et post. des *premiers nerfs cervicaux.* ═ PS. **A la partie postérieure de la région axillaire droite :** filets des 2e et 3e *nerfs intercostaux* et du *nerf brachial cutané interne.*

8. PI. **A la partie moyenne de la joue droite :** filets des branches maxillaires sup. et inf. du *nerf trijumeau.* ═ PS. **A la partie médiane du creux axillaire droit :** filets des 2e et 3e *nerfs intercostaux* et du *nerf brachial cutané interne.*

9. PI. **A la partie supérieure de la joue gauche :** filets des br. maxillaires sup. et inf. du *nerf trijumeau.* ═ PS. **A la partie antérieure de la région axillaire gauche :** innervation semblable à celle du point sympathique de la synalgie 8. — B.

10. PI. **A la partie moyenne de la région postérieure de la moitié gauche du cou :** branches post. des 5e et 6e *nerfs cervicaux.* ═ PS. **A l'hypocondre gauche :** filets des *nerfs intercostaux* moyens.

11. PI. **Au-dessus et à droite du menton :** br. maxillaire inférieure du *nerf trijumeau.* ═ PS. **Sous la portion interne de la clavicule droite :** *nerf sus-claviculaire* (du *plexus cervical superficiel*).

12. PI. **A la partie moyenne de la fosse sus-épineuse droite :** br. descendantes du *plexus cervical.* ═ PS. **A la partie moyenne de l'hypocondre droit :** filets des *nerfs intercostaux* moyens.

13. PI. **A la partie postérieure de l'épaule droite, au niveau et un peu au-dessous de l'épine de l'omoplate :** filets du *plexus cervical*, des br. post. des premiers *nerfs dorsaux* et des rameaux perforants latéraux des premiers *nerfs intercostaux.* ═ PS. **A la partie antéro-inférieure du flanc droit :** filets des derniers *nerfs intercostaux* et des branches abdomino-scrotales du *plexus lombaire.*

14. **Synalgie semblable à la synalgie 12, mais s'effectuant dans la moitié gauche du corps.**

15. PI. **A la partie postérieure de l'épaule gauche, au niveau de l'articulation scapulo-humérale :** br. descendantes du *plexus cervical.* ═ PS. **Au niveau de la partie supérieure de la symphyse sacro-iliaque gauche :** 4e et 5e *nerfs lombaires* et *nerfs sacrés.*

16. PI. **Sur la partie moyenne de l'épine du scapulum gauche :** br. descendantes du *plexus cervical* et br. post. des premiers *nerfs dorsaux.* ═ PS. **A la partie moyenne de l'hypocondre gauche :** filets des *nerfs intercostaux* moyens.

17. PI. **A la partie postérieure de l'épaule droite, sur la portion la plus externe de l'épine de l'omoplate :** br. descendantes du *plexus cervical*

= PS. **A la partie la plus externe de la région lombaire droite :** rameaux perforants latéraux des derniers *nerfs intercostaux*.

18. PI. **Sur le rachis, entre les deux omoplates :** br. post. des premiers *nerfs dorsaux*. = PS. **Sur le rachis, au niveau de la dernière vertèbre lombaire :** br. post. des 3 premiers *nerfs lombaires*.

19. PI. **Au niveau de la partie inférieure du bord externe du scapulum droit :** br. post. des *nerfs dorsaux* moyens et rameaux perforants latéraux des *nerfs intercostaux* correspondants. = PS. **A la partie la plus inférieure de la portion interne de la région lombaire droite :** br. post. du dernier *nerf dorsal* et du premier *nerf lombaire*.

20. PI. **Partie externe de la fosse sous-épineuse gauche :** br. post. des premiers *nerfs dorsaux* et rameaux perforants latéraux des *nerfs intercostaux* correspondants. = PS. **A la partie supérieure de la région lombaire gauche :** br. post. des *nerfs dorsaux*. — B.

21. PI. **A environ 6 centim. au-dessus de l'épicondyle gauche :** filets des *nerfs circonflexe, musculo-cutané* et *radial*. = **A la partie inféro-moyenne de la région lombaire gauche :** br. post. du dernier *nerf dorsal* et du premier *nerf lombaire*.

22. **Synalgie semblable à celle du numéro 21, mais observée dans la moitié droite du corps.**

23. PI. **A environ 7 centim. au-dessus et un peu en arrière de l'épicondyle gauche :** filets des *nerfs circonflexe, musculo-cutané* et *radial*. = PS. **Au-dessus de la fesse gauche, à 4 centim. environ au-dessous de la lèvre externe de la crête iliaque gauche :** br. post. du 2e et du 3 *nerf lombaire*.

24. PI. **A l'épicondyle gauche :** filets des *nerfs radial* et *musculo-cutané*. = PS. **A la partie supéro-externe de la région lombaire gauche :** rameaux perforants latéraux des derniers *nerfs intercostaux*.

25. PI. **A la partie latéro-externe du bras droit, au-dessous de l'insertion humérale du deltoïde :** filets du *nerf circonflexe*. = PS. **A la partie externe de la région lombaire droite :** rameaux perforants latéraux des derniers *nerfs intercostaux*.

26. PI. **Un peu plus bas que le point irrité de la synalgie 25 :** filets du *nerf circonflexe*. = PS. **Un peu plus haut et en dedans que le point sympathique de la synalgie 25 :** rameaux perforants latéraux des derniers *nerfs intercostaux*.

27. PI. **A la partie postérieure et moyenne de l'avant-bras droit :** filets des *nerfs brachial cutané interne* et *radial*. = PS. **A la partie inféro-externe de la région lombaire droite :** br. post. du dernier *nerf dorsal*, du premier *nerf lombaire* et *nerfs intercostaux* correspondants.

28. **A la partie postérieure de l'avant-bras droit, à la jonction du tiers supérieur avec le tiers moyen (portion interne) :** filets du *nerf brachial cutané interne*. = PS. **A la partie inféro-interne de la région lombaire droite :** br. post. du dernier *nerf dorsal* et du premier *nerf lombaire*. — B.

29. PI. **A 8 centim. au-dessus de l'épicondyle gauche :** filets du *nerf musculo-cutané* et du *nerf radial*. = PS. **A la partie supérieure de l'hypocondre gauche :** *nerfs intercostaux* moyens.

30. PI. **A la partie postérieure de l'avant-bras gauche, à environ 7 cen-**

tim. au-dessous du coude : filets du *nerf brachial cutané interne* et du *nerf radial.* = PS. **A environ 10 centim. au-dessous et un peu en dehors du mamelon gauche** : *nerfs intercostaux moyens.*

31. PI. **A la partie moyenne de la face dorsale de l'avant-bras gauche** : filets du *nerf brachial cutané interne* et du *nerf radial.* = PS. **Au niveau de l'angle inférieur de l'omoplate gauche** : br. post. des *nerfs dorsaux* moyens. — F.

32. **A la partie supéro-moyenne de la face dorsale du poignet gauche** : filets du *nerf brachial cutané interne*, du *nerf cubital* et du *nerf radial.* = PS. **A la partie inféro-latérale gauche du dos** : br. post. des *nerfs dorsaux.* — F.

33. PI. **A la partie inféro-moyenne de la face dorsale du poignet gauche** : filets du *nerf radial* et du *nerf cubital.* = PS. **Au niveau du tiers postérieur de la crête iliaque gauche** : br. post. des 1er et 2e *nerfs lombaires.* — F.

34. PI. **A la partie moyenne de la face dorsale de la main gauche** : filets du *nerf radial* et du *nerf cubital.* = PS. **Au niveau de l'angle inférieur de l'omoplate gauche** : br. post. des *nerfs dorsaux* moyens. — F.

35. PI. **A la face dorsale de la main gauche, près de la racine du pouce** : filets du *nerf radial.* = PS. **A la partie supérieure de la fesse gauche** : br. post. des 2e et 3e *nerfs lombaires.* — F.

36. PI. **A la partie supéro-interne de la face dorsale du poignet gauche** : filets du *nerf brachial cutané interne* et du *nerf cubital.* = **A 8 centim. à gauche et un peu au-dessous de l'ombilic** : derniers *nerfs intercostaux.*

37. PI. **Un peu au-dessous de l'angle supéro-interne du scapulum gauche** . br. post. des deux premiers *nerfs dorsaux.* = PS. **A la partie la plus interne de l'hypocondre gauche** : *nerfs intercostaux.*

38. PI. **A la partie supéro-externe de la fosse sous-épineuse droite** : br. descendantes du *plexus cervical* et filets des premiers *nerfs dorsaux.* = PS. **A la partie externe de l'hypocondre droit** : *nerfs intercostaux.*

39. PI. **A la partie postéro-supérieure de l'épaule, au niveau de l'articulation scapulo-humérale droite** : br. descendantes du *plexus cervical.* = PS. **A la partie moyenne de la région lombaire droite** : br. post. des derniers *nerfs dorsaux.*

40. PI. **Très-voisin du point irrité de la synalgie 39** : br. descendantes du *plexus cervical.* = PS. **A quelques centimètres à droite et un peu au-dessus de l'ombilic** : rameaux perforants antérieurs des derniers *nerfs intercostaux.*

C'est en 1883 que j'ai dressé, pour les besoins de ma thèse, les deux tableaux qui viennent d'être donnés. Ils résumaient, à cette époque, à peu près toutes les synalgies que nous connaissions alors. Nous les avons conservés tels quels afin de prêter à la comparaison, mais nous avons modifié nos planches en sorte de compensation, — car nous croyons qu'une figure est toujours préférable à l'énumération topographique de points qui peuvent être facilement représentés par le trait.

Nous avons vu que notre premier tableau devait être augmenté de 27 nouvelles observations. De même, il faut aujourd'hui ajouter 12 *synalgies descendantes*, plus récemment observées, aux 40 du Tableau II. Le nombre de ces dernières s'élève donc maintenant à 52 et, sur cette quantité, 3 ont été notées par H. Brésard, 7 par mon père et 42 par moi. Je ferai aussi remarquer que ces répercussions douloureuses sont, comme les 58 ascendantes précédemment examinées, toutes physiologiques, sauf une, peut-être, que nous citerons ; enfin, toutes sont également provoquées à la surface de la peau.

Les 52 *synalgies descendantes* que nous allons analyser se répartissent de la manière suivante :

1 va de la tête à la tête ;

1 va de la tête au bras ;

6 vont de la tête aux épaules et aux aisselles ;

6 vont de la tête à la moitié supérieure du tronc ;

11 vont du membre supérieur droit (1) à la moitié droite du tronc ;

12 vont du membre supérieur gauche à la moitié gauche du tronc ;

14 vont du tronc au tronc ;

1 va de la partie la plus inférieure de la région lombaire (côté gauche) à la jambe gauche.

De ce dénombrement, qui nous apprend que 23 points irrités répercutent tous leurs douleurs sur le tronc, nous pouvons d'abord tirer une 2e RÈGLE GÉNÉRALE, ainsi conçue : *tous les points irrités des membres supérieurs ont leurs points sympathiques sur le tronc ;* — puis, cette 3e RÈGLE, qui offre peut-être un peu moins de généralité

(1) Nous comprenons les épaules dans les membres supérieurs.

que les deux précédentes : *tous les points irrités de la tête ont* (12 fois sur 14) *leurs points sympathiques sur la moitié supérieure du tronc, y compris les régions axillaires avec les parties voisines des épaules ou de la poitrine.* Enfin nous devons remarquer que, sur 15 synalgies descendantes ayant leurs points algogènes sur le tronc, une seule a son point sympathique sur l'un des deux membres inférieurs, et encore cette synalgie (précisément celle que nous avions à citer) est-elle née dans des conditions spéciales. Elle fut observée par mon père chez M. Charles C..., homme âgé, porteur d'un épaississement brunâtre de la peau, affection bien localisée, occupant la région sacrée, vers la partie la plus inférieure et la plus interne de la région lombaire gauche, et qui, par intervalles, devenait prurigineuse. Un grattage suffisant, exercé par le malade sur cet épaississement cutané dans le but de calmer la démangeaison dont il était le siége, déterminait une douleur très vive à la partie supéro-externe et un peu postérieure de la jambe gauche. Or, si nous nous reportons aux considérations qui font suite au Tableau I, nous voyons que, sur 30 synalgies dont les points irrités se trouvent sur le tronc (15 ascendantes et 15 descendantes), — 26 ne le quittent pas, c'est-à-dire ont leurs points sympathiques également sur le tronc, — 1 va à la tête, 2 aux membres supérieurs et 1 aux membres inférieurs. Nous sommes donc amenés à formuler une 4e RÈGLE en ces termes : *les points irrités du tronc ont généralement leurs points sympathiques, ascendants ou descendants, sur le tronc.*

Pour qui se souvient de ce que j'ai dit antérieurement sur les excitations portées aux points sympathiques, cette dernière règle doit sans doute paraître en désaccord avec mes conclusions, d'ailleurs un peu dubitatives. En effet, on pouvait *a priori* s'attendre à rencontrer un plus grand nombre de douleurs se répercutant du tronc sur la tête et sur les membres. Faut-il donc abandonner l'idée qu'une irritation d'un point sympathique déterminé peut susciter une répercussion douloureuse au point irrité qui lui correspond? Je ne le crois pas. Nous avons, en effet, constaté déjà plusieurs fois ce phénomène dans l'observation de synalgies qui ne quittent pas le tronc. Ainsi, outre l'exemple déjà cité et qui se rapporte à une synesthésie douloureuse dorso-lombaire du côté droit, nous avons observé qu'un point sympathique de la fosse sous-épineuse gauche ayant répondu à un point irrité de la partie inférieure et gauche du dos, un point sympathique très voisin de ce dernier fut aussi noté à la suite d'une irritation portée sur la fosse sous-épineuse gauche. Puis une douleur provoquée dans l'hypocondre du côté droit se répercuta dans la fosse sus-épineuse du même côté, là où fut déterminé un point irrité qui donna un point sympathique dans l'hypocondre droit, non loin du point irrité précédent. En troisième lieu, deux points de nom différent, situés dans la moitié gauche de l'hypogastre, se sont montrés en relation avec deux points assez voisins de la partie postéro-inférieure de l'avant-bras gauche. Une constatation du même genre doit être faite pour deux autres points de la région postérieure du même avant-bras gauche (points siégeant sur la ligne médiane verticale de ce membre) et deux points voisins, placés en dessous et un peu en dehors du mamelon gauche, qui leur correspondent. En présence de ces observations, il ne nous est pas permis, malgré le nombre restreint de semblables phénomènes de réciprocité, de nier immédiatement que par irritation d'un point sympathique on puisse éveiller une douleur au point algogène primitif, avec lequel il se trouve lié, — surtout si l'on songe à la difficulté qu'offre la détermination très exacte du lieu où se répercute une douleur. Il faut donc attendre de nouvelles et plus nombreuses découvertes la solution définitive de cette question que la théorie des synalgies ne saurait perdre de vue.

Il est remarquable de constater que, sur le chiffre total de 110 synesthésies douloureuses formant l'ensemble des synalgies physiologiques que nous avons déjà pu enregistrer, 96 points sympathiques sont fixés au tronc : de ces derniers, 70 répondent à des irritations portées sur la tête, les quatre membres, le pubis, le scrotum, et 26 à celles du tronc même. A ne s'en tenir qu'à ces faits, on est tout naturellement conduit à considérer la surface du torse comme un grand centre sur lequel viennent se refléter, principalement sous forme d'éclairs douloureux, la majorité des impressions odynopoétiques qui intéressent les diverses parties cutanées du corps. Nous pouvons encore remarquer, au moins à titre de curiosité, que, dans les 110 observations dont il s'agit, nous n'en trouvons aucune ayant trait à des répercussions douloureuses se faisant sur le membre même, soit inférieur, soit supérieur, où se rencontrent les points irrités corrélatifs.

Notons enfin que les deux points de toute synalgie descendante, comme presque tous ceux des ascendantes, existent sur la même moitié verticale du sujet et que, parmi les premières de ces synesthésies, nous avons aussi compté 14 *synalgies tournantes* qui, ajoutées aux 10 analogues ascendantes, portent à 24 le nombre de ces douleurs répercutées du plan antérieur au plan postérieur de l'individu, et réciproquement. Il en résulte une 5me RÈGLE dont voici l'énoncé : *toutes les synalgies, ascendantes et descendantes, ont leurs deux points, irrité et sympathique, sur la même moitié verticale du corps, — le plus souvent dans le même plan, antérieur ou postérieur* (86 fois sur 110), — *moins souvent un de leurs points dans l'un de ces plans et le point correspondant dans l'autre* (24 fois sur 110).

CHAPITRE VIII

Synalgies mixtes. — Synalgies transversales. — Zones sympathiques. — Les synalgies doivent-elles être considérées comme des phénomènes physiologiques ou pathologiques ?

Avant de faire quelques recherches historiques sur les synalgies, il nous reste à parler de certains phénomènes assez rares parmi ceux qui nous occupent. Nous aborderons ensuite la question des zones sympathiques, puis essayerons de déterminer si tous les faits que nous venons d'exposer ne rentreraient pas dans un cadre nosographique déjà connu.

Existerait-il des *synalgies mixtes*, c'est-à-dire des douleurs associées dans lesquelles deux points sympathiques, l'un supérieur et l'autre inférieur, répondent à un seul point algogène, placé entre eux ? — Lorsque j'écrivais ma thèse, je n'avais jamais observé une pareille synesthésie qu'une seule fois, sur moi, en excitant avec l'ongle un point de la peau situé à quelques centimètres en dehors de l'angle inférieur du scapulum droit, sur une ligne horizontale partant de cet angle : deux douleurs à peu près simultanées, mais d'inégale intensité, se firent sentir, la première (point sympathique inférieur) dans la partie inféro-externe de la région lombaire droite et la seconde (point sympathique supérieur) à la partie postéro-interne et supérieure du bras du même côté. J'ai représenté cette synalgie sur la Fig. 2 de ma Planche III. Depuis la publication de ma thèse, j'ai noté une autre association très analogue, déjà citée et également figurée dans la même planche. On se souvient des trois points sympathiques que je suscitai par le grattage du creux épigastrique, excitation portant plus spécialement sur la moitié gauche de cette région : au point inférieur, lombaire, la douleur parut plus vive et bien mieux localisée que les douleurs des deux points supérieurs, situés, l'un à gauche et l'autre à droite, entre le mamelon et le sommet de l'épaule.

Ces deux *synalgies mixtes*, les seules que j'aie observées jusqu'à présent, peuvent et doivent être considérées comme des phénomènes exceptionnels, mais que, néanmoins, on aurait tort de négliger. Nous devons envisager de même quelques répercussions douloureuses, d'ordre physiologique, qui paraissent un peu plus fréquentes que ces dernières et sont caractérisées par la distribution de leurs deux points : l'irrité se trouvant dans une moitié verticale du corps, le sympathique se rencontre dans la moitié opposée. Je n'ai pas jugé à propos de dresser un tableau spécial de ces synesthésies dont je n'ai pu recueillir que quatre spécimens. Je les relate ici telles qu'elles m'ont été transmises par mon père et une autre personne, en faisant remarquer toutefois que je n'ai jamais éprouvé cette variété de synalgies, malgré ma prédisposition si grande à ressentir des douleurs répercutées. Dans la première, le point irrité se fixe à la partie droite du pubis et le point sympathique au mamelon gauche (Pl. II, Fig. 1) ; — dans la seconde, l'excitation part de la région supérieure et moyenne de la fesse droite pour se répercuter au niveau de l'angle supéro-interne de l'omoplate gauche (Pl. I, Fig. 2); — dans la troisième, le point irrité occupe la partie supéro-interne de la fosse sus-épineuse droite et la douleur sympathique la région postéro-latérale gauche et inférieure du cou ; — enfin, dans la quatrième, l'irritation d'une petite masse hémorrhoïdale droite suscite un élancement au niveau de la pointe du cœur. Comme on le voit, ces quatre *synalgies transversales* naissent toutes à la suite d'une excitation portée sur la moitié droite du corps.

Puisque nous avons abordé la question des phénomènes exceptionnels parmi ceux qui font l'objet de notre étude, signalons encore une répercussion, — unique à ma connaissance, — dans laquelle la douleur sympathique se trouve remplacée par une autre manifestation de la sensibilité, mais alors de la sensibilité spéciale. H. Brésard s'est aperçu qu'en grattant avec l'ongle la partie postérieure de la région axillaire droite il percevait, par l'oreille du même côté, un bruit qu'il comparait à celui que produit le frottement du papier de verre sur le bois. La même synesthésie s'observe également du côté opposé et il semble à H. Brésard que le bruit est entendu comme venant de l'intérieur. Dans ma Planche I, j'ai essayé de rappeler cette sympathie qui, pour être très probablement individuelle, ne nous indique pas moins la possibilité d'une perception auditive à la suite d'une irritation cutanée.

En écrivant le chapitre précédent, j'ai déterminé la signification du terme *synalgie tournante* et, par une simple statistique, démontré qu'une synesthésie de ce genre n'est pas chose rare. Pour représenter ce phénomène sur l'une de mes planches, comme je l'ai fait pour les synalgies ascendantes et descendantes, j'eus été obligé de tirer des traits allant de la figure 1 (plan antérieur du sujet) à la figure 2 (plan postérieur), et inversement, traits qui, se croisant ou se rapprochant trop souvent entre les deux silhouettes de la planche, auraient fourni un dessin pour le moins confus. J'ai donc préféré m'abstenir de ce procédé et recourir à l'emploi des *zones sympathiques*. On sait que cette dernière expression, fort explicite d'ailleurs, nous sert à désigner une surface cutanée plus ou moins étendue, de forme plus ou moins régulière et qui, soit par les points sympathiques, soit par les points irrités qui lui sont propres, se trouve en relations de sensibilité avec une autre surface, une autre zone de la peau, sur laquelle existent les points correspondants. En ce qui concerne les zones sympathiques de mes deux premières planches, il suffit de jeter un coup d'œil sur celles-ci pour se rendre immédiatement compte de leurs rapports réciproques, les deux points de chaque synalgie étant reliés graphiquement l'un à l'autre. Dans la Planche III, les zones qui sympathisent sont marquées de la même lettre ou du même chiffre, indépendamment de leur teinte qui est aussi la même. Nous devons faire ici quelques remarques pour lesquelles il faut se reporter à cette dernière planche. La zone A (plan postérieur, Fig. 2) contient 4 points irrités qui ont tous leurs points sympathiques dans la zone correspondante du plan antérieur : une irritation de cette zone antérieure A a, par contre, suscité une douleur dans la région sympathique postérieure A. Voilà donc deux zones qui paraissent bien sympathiser. Peut-être la zone postérieure A ne descend-elle pas assez bas, car nous avons eu à noter une répercussion douloureuse à la partie inféro-externe du dos (côté droit) à la suite d'un point irrité à plusieurs centimètres à droite et un peu au-dessus de l'ombilic, rentrant par conséquent dans la zone antérieure A (1). Tous les points irrités qui ont été observés dans la zone postérieure B ont eu leurs douleurs répercutées dans la zone antérieure B (4 fois sur 4) ; de même pour la zone G de la cuisse gauche où 3 points algogènes ont éveillé 3 élancements sympathiques dans la région dorsale G ; de même encore pour les petites zones 6,6

(1) Cette synalgie n'est pas figurée sur notre planche.

(c'est dans celle de l'avant-bras droit que se trouvent les deux points d'irritation primitive).

Les zones 1,1 — 2,2 — 3,3 — 4,4 — 5,5, sont absolument comparables aux deux petites zones dorso-lombaire (côté droit) figurées dans la Planche II, c'est-à-dire qu'elles contiennent chacune un point irrité et un point sympathique plus ou moins rapprochés l'un de l'autre.

Enfin les points amplifiés E,E — H,H — K, K représentent respectivement une synalgie tournante ascendante, et les points D,D, au contraire, une synalgie tournante descendante (1).

Je n'ai pas la prétention d'avoir établi d'une manière définitive la surface exacte des diverses zones sympathiques de notre tégument. Il reste encore bien des observations à faire et, à la suite de celles que l'avenir nous réserve, la délimitation de ces régions cutanées sera sans doute modifiée. Néanmoins, nous devons reconnaître dès à présent que certaines parties de la peau se trouvent, au point de vue de la sensibilité générale, dans de si intimes rapports qu'elles peuvent, chez les sujets synalgésiques, devenir solidaires les unes des autres.

Il nous faut, en dernier lieu, examiner une question s'offrant naturellement à la fin d'une exposition de faits paraissant aussi singuliers que les synalgies. On sait qu'en 1853, Baumès a, dans un précis théorique et pratique « *sur les diathèses,* » admis une *diathèse névrosique* ou *nervique*, également constatée par Piorry ; — que, pour un auteur allemand, Arndt (1875), le nervosisme exagéré est une diathèse congénitale ou acquise (2). Les phénomènes synalgiques ne seraient-ils pas l'une des manifestations d'une diathèse de ce genre? Tous ces phéno-

(1) Dans les six figures de nos planches, les points irrités sont tous passés au carmin ; de maigres points noirs indiquent les points sympathiques.

(2) Voyez l'art. *Névroses*, par Alfred Luton, du *Dict. de Jaccoud*, t. XXIII, 1877.

mènes, que nous avons plusieurs fois qualifiés de *physiologiques*, ne constitueraient-ils donc qu'un symptôme d'une affection nerveuse, d'une névrose à tout le moins particulière, — surtout si l'on admet, avec Maurice Raynaud, l'existence de diathèses partielles? (1) La prédisposition aux synalgies ne s'observerait-elle que chez les individus atteints d'une hyperesthésie spinale, — selon Brown-Séquard (2) qui considère cet état comme la cause de certaines synesthésies, — ou d'une sorte de faiblesse native de la substance grise postérieure de la moelle épinière, suivant l'opinion d'Anstie (3) qui a émis cette hypothèse pour les sujets névralgiques? Avant de donner notre avis en réponse à ces diverses questions, je mettrai sous les yeux du lecteur le passage suivant, tiré de l'article de Luton (4) qui étudie les *manifestations névrosiques*. « L'hyperesthésie, — dit cet auteur, — ou l'excès de la sensibilité, se montre d'abord sous l'une des expressions les plus communes de la pathologie, celle de la *douleur*. C'est ainsi que l'on désigne toute sensation excessive, perçue par la conscience. Mais cette sensation prend des aspects bien différents. Relativement à son siège, elle donne : la *céphalalgie*, la *migraine*, l'*odontalgie*, la *scapulalgie*, la *pleurodynie*, la *cardialgie*, la *névralgie*, le *lumbago*, etc. Quant à sa nature, elle ne varie guère moins. Entre la douleur de dent et la nausée, il y a comme on le voit une grande opposition; de même se distinguent : le *prurit* ou la démangeaison, la *colique*, le *ténesme*, l'*épreinte*, la *crampe*, les diverses *aura*, etc. Enfin quelques cas particuliers, importants en symptomologie névrosique, demandent à

(1) Voyez l'art. *Névralgies*, par H. Hallopeau, du *Dict. de Jaccoud*, t. XXIII, 1877.

(2) Cité par Ch. Richet : *loc. cit.*, p. 302.

(3) Cité par H. Hallopeau : *loc. cit.*

(4) *Loc. cit.*

être distingués; tels sont : les *points apophysaires*, les *arthralgies* et toutes les *douleurs* dites *synesthésiques* ou associées, remarquables en ce que la sensation éprouvée trompe sur le siége vrai du mal, et se fait sentir à une certaine distance de la lésion; ainsi : la douleur de l'épaule droite dans les maladies du foie, l'arthralgie du genou dans la coxalgie, le prurit des narines en cas de Vers intestinaux, et surtout ces points apophysaires qui dominent de si haut les diverses affections de la poitrine, de l'abdomen et du bas-ventre. »

On est toujours tenté d'envisager un fait au point de vue spécial et parfois trop arbitraire qui résulte des études auxquelles on se livre habituellement. Ce serait peut-être le cas de rappeler ici cette pensée de Schopenhauer: le médecin voit l'homme dans toute sa faiblesse; le juriste le voit dans toute sa méchanceté; le théologien dans toute sa bêtise. En effet, à ne s'en tenir qu'à la citation précédente, toutes les synalgies devraient être rangées parmi les troubles de la sensibilité qui caractérisent les névroses; et ces douleurs associées constitueraient même l'un des *symptômes importants* de l'hyperesthésie de la moelle épinière, de la *névralgie générale* de Valleix ou de la *névropathie cérébro-cardiaque* de Krishaber. D'ailleurs, si l'on admet avec Cheyne (1) que le domaine des névroses s'étend « depuis le bâillement ou la pandiculation, qui est le plus léger de tous les maux de nerfs, jusqu'à l'apoplexie qui en est le plus fâcheux, » — nous aurions grandement tort de ne point satisfaire aux justes réclamations de la pathologie nerveuse.

Mais, en dépit de ces revendications, nous voyons J. Muller (2) déclarer que le phénomène des sensations associées « n'est pas rare dans l'état de santé ». De son

(1) D'après Tissot, cité par A. Luton : *loc. cit.*

(2) *Manuel de physiologie*, traduit par Jourdan, 1845, t. i, p. 601.

côté, Charles Richet (1) divise les *synesthésies* en *normales* et *pathologiques*. Ce serait, en effet, pousser un peu loin la complaisance que d'invoquer une cause morbifique pour expliquer la sensation douloureuse, si vulgaire, qu'on éprouve dans les dents par l'audition d'un son strident et aigu, — ou encore, par exemple, la sensation non moins commune de nausée et d'anxiété au creux épigastrique produite par la titillation de la luette. Je crois donc qu'il est prudent de conserver la classification de Ch. Richet et de l'appliquer aux synalgies comme nous l'avons fait dès le début de ce travail. Pour nous, il existe des *synalgies physiologiques*, susceptibles d'être provoquées chez des sujets jouissant de tous les attributs d'une robuste santé et chez d'autres, frappés d'une diathèse ou atteints de diverses maladies, qui peuvent néanmoins constater la stabilité de ces phénomènes contrastant ainsi avec la mobilité des symptômes variables de leur état morbide. De fait, voilà plus de quarante ans que mon père a reconnu son aptitude synalgésique et moi plus de dix ans : or, nous avons toujours, dans ce laps de temps, éprouvé l'un et l'autre les mêmes sympathies douloureuses, quelles qu'aient été les circonstances. Il est vrai que, tous deux, nous tenons du tempérament nerveux, qui pourrait bien prédisposer aux répercussions sensitives. Cependant je connais des personnes chez lesquelles ce tempérament est fort développé et qui m'ont affirmé ne pas se souvenir d'avoir ressenti des douleurs sympathiques. Peut-être l'*arthritisme* ou l'*herpétisme*, greffés sur un *tempérament nerveux*, favoriseraient-ils ces douleurs, — mais cela demande contrôle, car il me serait facile de citer des goutteux, des rhumatisants et des herpétiques qui, à leur dire, n'auraient jamais fait naître chez eux la moindre sensation aberrante. Il

(1) *Loc. cit.*, p. 209.

y a donc autre chose, probablement une disposition organique, spéciale quoique physiologique, intéressant les centres nerveux de l'écorce cérébrale et dont nous parlerons en traitant la théorie des associations douloureuses. C'est sans doute dans les rapports plus ou moins intimes et plus ou moins parfaits qui réunissent ces centres ou leurs parties que réside la cause principale des répercussions, des irradiations *esthésiques*. On peut admettre que ces rapports apparaîtront d'autant mieux que les récepteurs centraux jouiront d'une impressionnabilité plus vive, mais ne dépassant pas un certain degré. En effet, si la susceptibilité des cellules nerveuses atteint l'éréthisme pathologique, les sensations et les perceptions deviennent excessives : les mouvements moléculaires qui les engendrent et ceux auxquels elles donnent naissance trouvant alors une extrême facilité à se propager, à se transformer, on assiste à des actes musculaires, circulatoires, secréteurs, sensitifs et psychiques qui ne sauraient être comparés aux phénomènes synalgiques, ces derniers offrant des caractères de régularité, de stabilité, de simplicité et d'innocuité qui manquent généralement aux premiers.

Je ne m'étendrai pas davantage sur cette question qui ne sera définitivement tranchée qu'à la suite d'un plus grand nombre d'observations. Mon opinion actuelle est uniquement basée sur le tempérament, l'état de santé, l'organisation morale des sujets synalgésiques (déjà cités au Chapitre VI) et sur l'étude que nous avons entreprise des répercussions douloureuses. Quant à la manière d'envisager une *synalgie pathologique*, elle doit naturellement varier suivant les conditions au milieu desquelles a surgi ce phénomène. Mais, dans l'examen de celui-ci, il ne faut jamais perdre de vue les notions élémentaires de la physiologie, dont la stricte application permet seule d'arriver à une interprétation plausible en évitant de grossières erreurs. Nous aurons plus d'une fois, avant la fin de ce travail, l'occasion de répudier certaines associations douloureuses et autres qui, faute d'avoir été convenablement analysées au point de vue physiologique, ont été classées parmi les synesthésies où elles se rencontrent encore.

CHAPITRE IX

Historique des synalgies. — Auteurs du XVIIIe siècle : Robert Whytt (synalgie ascendante transversale de Hales), J.-C. de Lamétherie, John Hunter. — Barthez. — J.-B. Monfalcon. — Premières observations (1842) de mon père : sa théorie des synalgies cutanées. — J. Muller. — Ed. Monneret et Louis Fleury. — B. Béraud et Ch. Robin. — E. Littré et Ch. Robin. — Ch. Richet. — Edmond Perrier. — Mathias Duval. — Note de Gubler (23 décembre 1876).

Par l'étude des points irrité et sympathique, nous avons essayé de déterminer les conditions nécessaires à la production des synalgies ; — celles-ci ont été ensuite examinées sous différentes faces chez le même individu, puis dans leurs rapports chez plusieurs sujets synalgésiques ; — on a vu, après la classification des douleurs associées, que leur distribution paraît soumise à certaines règles dont nous pressentons facilement l'importance ; — enfin, nous avons tenté de décider si toutes les répercussions douloureuses doivent être considérées comme ressortissant de la pathologie ou bien, au contraire, comme appartenant à la physiologie pure. Je puis donc supposer que le lecteur, familiarisé maintenant avec ces phénomènes bizarres, sera plus à même de juger la part qui nous revient dans leur étude, quand nous aurons fait avec lui une excursion obligée parmi les auteurs. Mais ce n'est pas seulement pour cette raison que nous plaçons à la suite de l'exposition des synalgies quelques recherches historiques sur ces synesthésies, alors que d'ordinaire on ne passe à l'examen des faits qu'après s'être libéré envers leur histoire. Celle des douleurs associées servira de transition naturelle entre la première partie de notre travail et la seconde où nous développerons la théorie de ces douleurs.

Il faut d'abord se rappeler que nous avons divisé les *synalgies* en *physiologiques* et en *pathologiques*. Ces dernières se trouvent disséminées dans une foule d'ouvrages, dont plusieurs seront cités en temps et lieu, et nous ne nous en occuperons que d'une manière indirecte. Nous tâcherons plutôt de découvrir quelques données sur les synalgies physiologiques. Comme on va s'en apercevoir, ce n'est pas chose facile.

Les auteurs du XVIIIe siècle ont eu vraisemblablement l'occasion d'observer quelques douleurs associées de même nature que les nôtres. Je dis : *quelques douleurs*, car il est excessivement rare de rencontrer dans leurs diverses publications des exemples de synalgies physiologiques. Robert Whytt (1) relate une répercussion de ce genre, d'après Hales *(Statical Essays*, vol. II), et encore la considère-t-il comme une sympathie anomale et pathologique, ainsi que l'indique le passage suivant :

« Enfin nous voyons dans les maladies une variété de sympathies anomales que nous ne pouvons expliquer, ni par le voisinage des parties, ni par la connexion ou la communication entre les nerfs, ni par le soin que prend la nature et les efforts qu'elle fait pour procurer la santé et la conservation du corps, efforts qui sont si sensibles dans quelques mouvements sympathiques, qu'on juge qu'ils ont également lieu en santé comme en maladie.

(1) *Traité des maladies nerveuses, hypocondriaques et hystériques* (traduit de l'anglais), édition P. Fr. Didot jeune, 1777 : t. I, p. 114 (*Sympathie des nerfs*.)

On peut rapporter à la dernière espèce de sympathie la purgation par l'odeur seule d'une potion purgative; *la sensation ou plutôt la douleur pungitive que quelqu'un ressentait au sommet de l'épaule gauche, quand il grattait un bouton qui était un peu au-dessous du côté extérieur du genou droit*; etc... »

Nous voilà bien en présence d'une synalgie cutanée, ascendante et franchement transversale, qui offre de plus cette particularité, déjà signalée (1), d'avoir son point irrité dans la moitié droite du corps, comme nous l'avons précédemment remarqué pour les quatre synalgies transversales dont nous avons fait l'énumération. Or, je ne crains pas de le répéter, la mention de pareilles sympathies douloureuses par les auteurs du siècle dernier doit être fort rare. J'ai, en effet, consulté un grand nombre de leurs ouvrages, tant d'anatomie et de physiologie que de médecine pure, et c'est en vain que j'ai lu attentivement tous les articles ayant trait, de près ou de loin, aux différentes sympathies. Je suis encore à chercher un second exemple de synalgie cutanée, semblable à celle qui vient d'être citée.

C'est ainsi que j'ai parcouru une partie des écrits du célèbre Hermann Boerhaave (2), ce puissant compilateur, et de son illustre adversaire, Guillaume Cullen (3), qui, on le sait, reconnaissait à l'action nerveuse la prépondérance dans les phénomènes physiologiques et pathologiques de la vie : ni l'un ni l'autre de ces deux auteurs, — dont le premier était, au dire de Cullen (4) lui-

(1) Voyez le Chapitre VIII : *Synalgies transversales*.

(2) *Institutions de médecine*, seconde édition, avec un commentaire par De La Mettrie et par M***; 8 volumes; Paris, 1743-1750.

(3) *Éléments de médecine pratique*, traduits de l'anglais sur la 4e et dernière édition, avec des notes, par Bosquillon ; 2 volumes; Paris, 1785-1787 : *Des Vesaniæ* en général, t. II, p. 469.

(4) *Loc. cit.*, Préface, p. *lj*.

même, un homme d'une érudition universelle, — ne paraissent se douter de l'existence d'une répercussion douloureuse semblable à celle que Whytt a relevée dans l'ouvrage de Hales. Ou bien, si ces deux médecins ont observé des cas analogues, — ce qui est une simple supposition de ma part, — ils n'y ont attaché aucune importance et ne les ont pas décrits, soit à titre de curiosités, soit à celui de symptômes d'une affection quelconque. La même remarque doit s'appliquer à deux de leurs prédécesseurs également fort connus : l'un est Richard Mead (1), le médecin de Georges II, et l'autre, Thomas Sydenham (2), appartient entièrement au dix-septième siècle.

On trouve dans l'*Anatomie d'Heister* (3) un long article de vingt-huit pages où l'auteur passe en revue les différentes sympathies qui rendent solidaires les unes des autres les diverses parties du corps humain et où il essaye de donner l'explication de chaque lien sympathique. Là encore, dans cet ouvrage qui vraisemblablement a joui d'une certaine vogue (4), rien qui pût être assimilé à des synalgies normales. Je n'ai pas été plus heureux en parcourant le traité spécial de Le Cat (5), le livre de Pierre Pomme (6), etc. Mais je note le passage suivant

(1) *Recueil des œuvres physiques et médicales*, publiées en anglais et en latin par M. Richard Mead ; — édition française par M. Coste ; 2 volumes, 1774.

(2) *Médecine pratique*, avec des notes : ouvrage traduit en français par A.-F. Jault ; Paris, 1 vol., 1784.

(3) Avec des essais de physique sur l'usage des parties du corps humain et sur le mécanisme de leurs mouvements, enrichie de fig. en taille-douce, par M. Sénac ; Paris, 3 volumes, 1753.

(4) J'ai constaté que l'article *Sympathie* de l'*Encyclopédie Diderot et d'Alembert* (tome XXXII) n'est que la reproduction littérale de l'article (*Mouvements sympathiques*) que nous venons de citer (*Anatomie d'Heister*).

(5) *Traité des sensations et des passions en général et des sens en particulier* ; Paris, 3 vol., 1767-1768.

(6) *Traité des affections vaporeuses des deux sexes*, où l'on a tâché de joindre à une théorie solide une pratique sûre, etc. ; Paris, 3e édition, 1767.

que je tire de J.-C. de Lamétherie (1) : « Un chatouillement léger aux lèvres, aux mamelons, à la paume des mains ou à la plante des pieds, se rapporte aux entrailles et aux parties de la génération, parce que, — dit-il, — les papilles nerveuses, répandues à toute la surface de la peau, sont fournies par les rameaux que donne l'intercostal aux paires vertébrales. » Cet exemple de sensations associées rappelle un peu certaines synalgies et constitue, avec le cas de Hales, tout l'apport historique des auteurs du siècle dernier dans la question de ces phénomènes qui ont été interprétés, d'une part, à la façon de Lamétherie et, d'autre part, comme il suit, par Whytt (2) : « Je regarde comme très vraisemblable, — écrivait le physiologiste anglais, — que les sympathies anomales précédemment exposées, et beaucoup d'autres, dont les causes me paraissent être également obscures, viennent de cette sympathie générale qui embrasse et fait correspondre tout le système nerveux et qui, dans certains cas, le fait souffrir tout entier, quoiqu'il n'y ait d'autre cause que la faiblesse extraordinaire ou la sensibilité, la délicatesse d'un organe particulier et quoique les autres parties du corps ne soient pas affectées à un degré sensible. » Si j'ai bien compris cette explication que Whytt a d'ailleurs plus amplement développée, avec exemples à l'appui, dans la suite de son chapitre sur la nature, la structure, l'usage et la sympathie des nerfs, — la répercussion d'une impression, d'une douleur, aurait lieu d'une manière anormale, morbide, chez certains sujets, par le seul fait d'une impressionnabilité pathologique de la partie sympathisante. Celle-ci deviendrait alors un *locus minoris resistentiæ*, subissant, plutôt que toute autre

(1) *Vues physiologiques sur l'organisation animale et végétale* ; Amsterdam et Paris, 1780 : p. 149 (*Des mouvements sympathiques*).

(2) *Loc. cit.*, t. I, p. 115-116.

partie de l'organisme, le contre-coup d'une irritation étrangère. Voici une observation que je cite textuellement et pour laquelle Whytt, d'après sa théorie, admet une sensibilité extraordinaire des voies aériennes. « Aussi souvent que l'on étendait un des pieds d'un garçon de neuf ans, au point de l'amener à faire presque une ligne droite avec la jambe, et par conséquent en étendant considérablement ses ligaments et ses tendons, il était, dès le moment, tourmenté d'une toux convulsive très violente, qui continuait sans interruption aussi longtemps que l'on tenait le pied de l'enfant dans cette situation. » (1)

Si l'on considère que ce n'est pas aux tissus, mais bien aux centres nerveux qui perçoivent, différemment suivant les cas, les impressions superficielles ou intimes de ces tissus, qu'il faut rapporter la sensibilité de ceux-ci (2), -- que, par sensibilité d'un organe on doit donc entendre l'impressionnabilité propre à son appareil nerveux central, — on se trouve déjà naturellement entraîné par les idées de Whytt à expliquer le jeu des sympathies, même des anomales, au moyen d'une théorie que nous développerons plus tard et qui est entièrement basée sur la propagation des perceptions, conscientes ou inconscientes, dans l'axe gris cérébro-spinal. D'ailleurs, de tous les auteurs de son époque, du moins de tous ceux que j'ai pu consulter, Robert Whytt est celui qui, à mon se[illegible] a montré le plus de sagacité dans la question des sympathies : après une critique ingénieuse des diverses interprétations proposées pour rendre compte de ces phénomènes importants, il a su fort bien étayer son opinion par un grand nombre d'observations judicieuse-

(1) Robert Whytt, *loc. cit.*, t. I, p. 116.

(2) Nous ne voulons pas dire que la texture, l'état mou ou dur, etc., d'un tissu soient sans influence sur les perceptions fournies par son intermédiaire, mais seulement que ce qu'on est convenu d'appeler *sa sensibilité* ne réside pas en lui.

ment choisies. Il a eu aussi le mérite de comprendre que l'étude des sympathies est une introduction nécessaire à celle des maladies nerveuses (1). En somme, le premier chapitre de son Traité peut encore être lu avec fruit de nos jours, en ce qui concerne le sujet qui nous occupe.

Pour John Hunter (2), le contemporain de R. Whytt et l'ami de Jenner, la connaissance et l'appréciation des sympathies est également indispensable au médecin. « De ce qui a été dit ci-dessus, — écrivait-il, — il paraît résulter que la sympathie est un principe si intimement lié, dans le corps vivant, à toutes les impressions, à toutes les *affections* et à toutes les actions que nous ne pouvons nous faire une juste idée de l'économie animale, sous le point de vue des maladies, si nous ne la prenons en considération. » (3) Partant de là, John Hunter examine les divers phénomènes sympathiques d'une manière intéressante et assez originale (4), les divise en *locaux* et en *généraux*, en *simples* et *doubles*, en *communs* et *extraordinaires*. Au nombre de ces derniers, qu'il considère comme existant « entre certaines parties et des parties malades avec lesquelles on ne les voit jamais sympathiser dans l'état de santé », il cite les deux observations suivantes, curieuses certainement, et dont la seconde se rapproche beaucoup de celles que nous avons déjà consignées au Chapitre II (p. 17 et 18).

(1) « La plupart de ces maladies nerveuses dépendant de la sympathie qui se trouve entre les diverses parties du corps, il nous paraît nécessaire de commencer cet ouvrage par quelques observations sur la sympathie des nerfs, sujet qui est de la plus grande importance dans la pathologie, tant pour la connaissance que pour le traitement des maladies. » R. Whytt, *loc. cit.*, t. I, *Préface de l'auteur*, p. 3).

(2) *Œuvres complètes*, traduites de l'anglais sur l'édition du Dr J. F. Palmer, avec des notes, par le Dr G. Richelot; Paris, 1839.

(3) J. Hunter, *loc. cit.*, t. I, p. 369.

(4) Voyez, *loc. cit.*, le chapitre X : *De la sympathie*, t. I, p. 361-380.

« Un individu portait à la partie interne de la cuisse un ulcère qui lui faisait éprouver un prurit si insupportable qu'il ne pouvait éviter de se gratter. Toutes les fois qu'il cédait à ce besoin, il était pris d'un serrement de poitrine et d'une dyspnée qu'il n'avait jamais éprouvés que dans cette circonstance. »

« Le père de Lord Cavendish ressentait dans le bras gauche une douleur qui était liée à l'existence d'un calcul vésical. Cette douleur était le seul signe qui lui révélât le besoin d'uriner. »

Hunter admet que « les nerfs d'une partie sympathisent avec les actions des nerfs d'une autre partie, ce qui peut produire la sensation », mais, quand il s'agit des sensations associées, voici comment il s'exprime à cet égard. « Une question à laquelle il n'est pas facile de répondre est la suivante : *La sympathie peut-elle exister entre la sensation et la sensation?* La sensation ne peut provenir que d'une impression exercée sur une partie, ou d'une action des nerfs semblable à celles qui sont produites par une impression. D'où il résulte que toute sensation qui a son point de départ dans la sympathie, doit cependant encore, même dans la partie sympathisante, avoir pour cause immédiate une impression exercée sur les nerfs, ou une action des nerfs. La sensation ne peut être que la conséquence naturelle de cette action, puisqu'elle n'est pas autre chose que la perception d'une action, soit que celle-ci émane d'une impression, soit qu'elle constitue une action spontanée du nerf lui-même.

« Je pense donc que toutes ces sympathies qui paraissent consister en des sensations seulement, sans action, sont une *illusion de l'esprit* qui rapporte à tort la sensation à une autre partie que celle qui en est réellement le siége. »

Hunter ne dit pas autre chose, ne parle nullement de

phénomènes que nous puissions assimiler aux synalgies cutanées et ne semble pas mieux connaître ou avoir observé ces dernières que les divers auteurs de son époque, parmi lesquels il faut excepter Whytt, en raison seulement de l'observation qu'il rapporte d'après Hales. Je n'ai pu me procurer l'ouvrage du chanoine-physicien de Windsor et, par conséquent, rechercher dans le *Statical Essays* s'il s'y trouve un ou plusieurs autres cas de douleurs associées, analogues à celui cité par Whytt. Mais, comme les synalgies cutanées constituent des faits qui, vraisemblablement, eussent passé pour extraordinaires, sinon merveilleux, dans le temps où vivaient les écrivains dont nous avons feuilleté les livres, — il est naturel de penser que les observations de pareilles synesthésies douloureuses ont été fort rarement consignées et ne furent presque certainement l'objet d'aucune étude, — sans quoi il serait tout à fait incompréhensible qu'on n'en retrouvât pas le moindre vestige dans les différents ouvrages que nous avons mentionnés et dans d'autres encore. On sait, en effet, combien était grande l'érudition déployée par les savants des siècles derniers et, de plus, l'importance capitale qu'avait, à leurs yeux, la connaissance des sympathies de toute nature.

Si nous demandons maintenant quelques renseignements à des publications plus récentes, nous constatons d'abord que celles des Bichat, des Broussais, des Richerand, etc., restent complètement étrangères à la question des synalgies cutanées. L'encyclopédique Barthez, leur aîné, fait deux classes des sympathies ; dans la première (*sympathies particulières*), formée de deux subdivisions dont l'une traite des sympathies des organes qui n'ont entre eux aucun rapport sensible (*sympathies des organes éloignés et divers*), il range les sympathies qui relient les organes de la génération avec le larynx et les oreilles, l'utérus aux glandes mammaires, l'estomac à d'autres parties du corps, les intestins aux extrémités, et... l'*observation de Hales*, comme sympathie moins constante, appartenant, au même titre que les précédentes, à la première subdivision de la première classe (1). Mais Barthez ne semble pas avoir noté d'autres synalgies cutanées et, dans tous les cas, il ne nous apprend rien de plus que Whytt sur ce sujet.

J'eus été curieux de connaitre de quelle façon J.-F. Bérard (de Montpellier) aurait interprété le phénomène des synesthésies douloureuses, lui qui, dans sa *Doctrine des rapports du physique et du moral*, arrive à cette conclusion que la sensibilité n'est pas localisée dans les nerfs et dans le cerveau, mais « dans l'organe qui reçoit la sensation. » Malheureusement, ce médecin-philosophe conserve sur les douleurs associées de la peau le silence éloquent de ses collègues.

J.-B. Monfalcon, pour qui « la connaissance des sympathies est le fondement de la médecine », a écrit un grand article destiné au *Dictionnaire des sciences médicales* (t. LIII). Dans cet article spécial, suivi d'un index bibliographique, il fait l'histoire des sympathies en général, les étudie en particulier, par relations des systèmes organiques entre eux, à l'exemple de Bichat, et par relations d'organe à organe. Il rapporte, d'après Barthez, la *synalgie cutanée de Hales* (sans citer cet auteur anglais) et, dans l'examen des sympathies du toucher et celles de la peau, il reste absolument muet sur les répercussions douloureuses que nous avons étudiées au point de vue physiologique. Comme l'article de Monfalcon résume les connaissances de son époque sur le vaste sujet des sympathies et des explications qui en ont été proposées, j'y

(1) Voir J.-B. Monfalcon : art. *Sympathie* du *Dictionnaire des Sciences médicales*, t. 53, 1821.

renvoie volontiers le lecteur qui désirerait se faire une idée de ces dernières.

Je pourrais continuer longtemps l'énumération plus ou moins sèche et fastidieuse des auteurs français ou étrangers dont j'ai inutilement consulté les divers ouvrages; — des revues et journaux que j'ai parcourus; — afin de montrer que, — dans les limites du possible, malgré la perte de temps qu'entraînent les recherches de cette nature et les faibles ressources qu'offre, en pareil cas, la résidence dans une petite ville (à moins d'être l'heureux possesseur d'une riche bibliothèque), — j'ai dirigé tous mes efforts vers la découverte de faits, puis d'une étude se rattachant à celle des synalgies cutanées. Mais il me semble plus simple et surtout moins ennuyeux de procéder autrement. On a vu, d'ailleurs, que nous ne nous contentons pas de feuilleter les ouvrages de physiologie pure. J'arrive donc directement aux premières observations de mon père.

Ces observations datent de 1812 et sont toutes personnelles. Quelques années plus tard, mon père en ayant recueilli une certaine quantité, songeait à coordonner un jour ses sensations particulières et à en faire, — sous le titre *Des Sympathies nerveuses aberrantes* ou *Recherches sur les douleurs provoquées loin du siége de la lésion* (1), — l'objet d'une communication à la réunion annuelle des Sociétés savantes, à Paris. Je ne dirai rien ici de ces observations qui constituent autant de synalgies cutanées et ont toutes été consignées dans la première partie de mon travail, — si ce n'est qu'elles restèrent inconnues jusqu'à la publication de ma thèse inaugurale, mon père, occupé à d'autres ouvrages, n'ayant pas mis suite à son projet. Mon père croyait alors que ces répercussions douloureuses étaient absolument individuelles et les

(1) Voyez *Titres scientifiques et publications* du Dr Ed. de Fromentel, 1875.

considérait, par conséquent, comme des phénomènes de sensibilité anormale, sans toutefois les rattacher à aucun état pathologique. Aussi se proposait-il d'en donner une explication basée sur une distribution irrégulière des fibres nerveuses sensitives qui unissent la périphérie du corps aux centres cérébro-spinaux. D'après lui, la conscience, c'est-à-dire le cerveau, le *sensorium commune*, relèverait l'erreur que tend à lui faire commettre cette disposition vicieuse des filets sensitifs de la peau et rapporterait à un autre point de la surface cutanée, non excité, l'impression du point irrité, — parce qu'il se trouverait en ce dernier lieu une fibrille nerveuse qui était destinée à recueillir les impressions non du point irrité, mais bien celles du point sympathique. Quant à la douleur initiale, perçue au premier de ces deux points, elle résulterait de l'impossibilité qui existe d'impressionner le nerf destiné à la région sympathique sans exciter en même temps un autre filet nerveux, normalement situé et desservant la partie cutanée qui est soumise à l'irritation.

Outre que cette théorie est maintenant contredite par l'examen des faits plus nombreux que nous avons notés jusqu'à ce jour, par l'existence, chez plusieurs individus, des mêmes synalgies, par le pouvoir, constaté dans certains cas, de susciter au point irrité primitif une douleur résultant d'une impression portée sur la région qui sympathisait antérieurement avec ce point, — outre que cette théorie, dis-je, est loin de s'accorder avec la généralité des faits observés, elle présente encore le grave inconvénient d'être antiphysiologique et, par là, d'induire en erreur celui qui l'accepterait. En effet, elle suppose forcément l'*innéité de la conscience* dans ses actes de perceptivité distributive. Or, il est à peu près démontré que *le cerveau ne sait pas*, *dès la naissance, distinguer le point du corps où l'excitation a été appliquée et qu'il n'apprend à reconnaître ce lieu que par expérience.* Dans ces conditions, la douleur sympathique d'une autre est inexplicable. D'ailleurs, mon père a abandonné cette théorie pour se rallier à celle que nous exposerons plus loin.

A l'époque où mon père, ignorant la synalgie de Hales, constatait pour la première fois, sur sa propre personne, des phénomènes en tout semblables à celui qu'avait déjà signalé le naturaliste anglais, on pouvait relever, dans quelques ouvrages, certains passages qui, sans traiter des synalgies cutanées, sans même les mentionner, portaient néanmoins à faire admettre la possibilité de ces répercussions douloureuses.

Ainsi, dans son *Manuel de physiologie* (1) (t. I, p. 601-604), J. Muller consacre à l'irradiation des sensations, aux *sensations associées*, un article où il s'exprime en ces termes : « Il arrive quelquefois qu'une sensation en excite une autre, ou que les sensations se propagent, d'une manière morbide, au-delà des parties affectées. Ce phénomène auquel je donne le nom d'association de sensations, n'est pas rare dans l'état de santé. L'impression d'une vive lumière détermine un prurit dans le nez, et le chatouillement exercé sur un point très borné donne lieu à des sensations fort étendues.... Cette même classe (des sensations associées) renferme encore un grand nombre de phénomènes pathologiques, tels que l'extension du mal de dent à la face entière et celle des douleurs d'un doigt malade aux autres doigts, à la main, au bras, sans qu'on puisse admettre une communication matérielle de la cause morbifique. Les irradiations acquièrent surtout beaucoup d'étendue lorsqu'une tumeur

(1) Traduit de l'allemand sur la quatrième édition (1844), avec des annotations, par A.-J.-L. Jourdan ; 2 vol., Paris, 1845.

nerveuse occasionne des sensations douloureuses très vives, qui ne tardent pas à se manifester aussi dans les parties environnantes, ou même dans des parties éloignées, comme le prouve un cas rapporté par un journal anglais (1), où, à la suite d'une amputation, une tumeur du nerf sciatique, adhérente à l'os et à la cicatrice, rendait fort douloureuse la peau du moignon entier, et parfois même des parties éloignées, telles que les téguments du bas-ventre, sans qu'il y eût d'ailleurs aucun symptôme inflammatoire ; ces sensations insolites disparurent après une seconde amputation. Il suffit de se faire une brûlure forte et un peu prolongée pour acquérir la conviction que des sensations accessoires naissent alors dans les fibres nerveuses voisines, auxquelles la cause provocatrice ne s'étend cependant point elle-même. »

Plus loin, dans un autre chapitre, au paragraphe intitulé *Sympathies des nerfs sensitifs*, le professeur de Berlin revient sur le même sujet : « Une sensation vive, — dit-il, — excitée sur un seul point, se propage dans des nerfs de même espèce ou dans d'autres fibres nerveuses du même nerf. Telles sont les irradiations des sensations dans les parties voisines de la peau, à la suite d'une forte brûlure purement locale.... Un nerf de sentiment communique l'impression qu'il a reçue à un nerf sensitif d'une autre espèce, mais dans le même organe. Cette espèce de sympathie s'observe principalement entre les nerfs sensoriels proprement dits et les nerfs accessoires des organes des sens.... Les nerfs sensitifs et les nerfs tactiles des organes de sens sont susceptibles de réagir vivement les uns sur les autres par sympathie.... Beaucoup d'autres phénomènes nous fournissent des exemples irrécusables de réaction des nerfs sensitifs : tels sont les démangeaisons qu'on ressent dans le nez

(1) *London medical Gazette*, 1834.

après avoir regardé le soleil, les frissonnements que font éprouver certains sons, etc. » (1)

On trouve, dans le *Compendium de médecine pratique*, par Ed. Monneret et Louis Fleury (2), certains passages où il est question de véritables répercussions douloureuses qui, pour être traitées en tant que manifestations névralgiques, n'en constituent pas moins des variétés de synalgies pathologiques, dont le mécanisme peut souvent être expliqué par les rapports qui existent entre les centres encéphaliques des nerfs affectés. « Les *élancements spontanés* ou *provoqués* des névralgies, — disent ces auteurs, — ont toujours leur point de départ dans un ou plusieurs points douloureux : tantôt ils se manifestent *en même temps* dans plusieurs de ces centres, de ces foyers, et *respectent les intervalles*; tantôt la douleur, partie de l'un de ces foyers, va retentir dans un autre, *les points intermédiaires ne paraissant pas être affectés*; tantôt enfin, partie d'un foyer, la douleur se propage en suivant le trajet du nerf et de ses branches....

On observe souvent, dans les névralgies, des troubles nerveux plus ou moins graves: lorsque la maladie a duré longtemps, que les accès sont fréquents et violents, les malades éprouvent parfois une sensation de froid aux pieds et aux mains; ils ressentent des *douleurs sympathiques* et comme rhumatismales dans les masses musculaires....

Les *migrations*, les *déplacements* que l'on observe souvent dans les névralgies constituent un point important dans l'étude de la marche de ces affections (*névralgies anormales*). MM. Hennes et Forstmann ont vu une névralgie faciale alterner avec une sciatique; on a observé

(1) J. Muller, *loc. cit.*, t. I, *Des Sympathies*, p. 659-661.

(2) Voir t. VI (1845), art. *Névralgie*.

une névralgie qui passait d'une joue à l'autre (1), une névralgie plantaire qui alternait avec une névralgie sous-orbitaire (Chaussier), une névralgie faciale alternant avec une gastralgie (Grisolle). M. Féron a vu un malade chez lequel la maladie se présentait tour à tour sous la forme d'une névralgie cubitale, d'une hystéralgie, d'une gastralgie, d'une entéralgie et d'une cardialgie (2).

L'un de nous a rapporté l'observation d'une jeune femme chez laquelle se montraient alternativement une névralgie sciatique, une gastralgie, une névralgie cardiaque, une névralgie trifaciale; la maladie ne disparaissait définitivement qu'après avoir occupé successivement cinq ou six siéges différents (L. Fleury)....

Deux névralgies peuvent *exister simultanément* sur le même individu : André, Fouquet, ont observé deux névralgies faciales; Bichat, deux sciatiques; Cotugno, une névralgie fémoro-poplitée et une névralgie cubito-digitale. »

Tous ces faits sont à rapprocher des phénomènes synalgiques avec lesquels ils offrent, d'après nous, plus d'un point de contact. Je citerai encore (3) l'observation suivante.

Chez un malade, atteint de névralgie sus-scapulaire et musculo-cutanée externe, Martinet a constaté une douleur qui, partant de l'angle inférieur de l'omoplate, s'étendait le long de la face postérieure de cet os, en remontant vers la crête sus-épineuse, contournait le côté externe du bras, se répandait sur sa face antérieure, traversait le milieu de l'articulation du coude et descendait

(1) Pujol : *Essai sur la maladie de la face*; Paris, 1787, p. 70.

(2) *Observation d'une névralgie anormale*, in *Journal complémentaire des sciences médicales*, t. IV, p. 274.

(3) D'après le *Compendium de médecine pratique*, loc. cit., t. VI, p. 191.

le long du bord radial jusqu'à deux travers de doigts au-dessus de la tubérosité inférieure du radius; parvenue à cet endroit, elle se contournait de nouveau sur la face dorsale du poignet pour aller se terminer au pouce et à l'index. Dans ces conditions, *le moindre contact de l'angle inférieur de l'omoplate déterminait une douleur qui se propageait à l'instant jusqu'à la saignée*, en suivant le trajet indiqué. Le même phénomène avait lieu lorsqu'on touchait légèrement le nerf musculo-cutané externe au pli du bras ou dans les autres points de son étendue (1).

Enfin, B. Béraud et Ch. Robin qui, dans leurs *Eléments de physiologie* (2), s'occupent fréquemment des diverses sympathies, s'expriment ainsi : « Notons un phénomène d'action réflexe fort remarquable, que notre savant maître, M. Beau, se propose de traiter dans un mémoire, et sur lequel il a fixé notre attention. Non seulement, d'après ce physiologiste, les actions organiques naturelles seraient soumises aux actions réflexes, mais encore les douleurs : il y aurait des *douleurs réflexes*. Ainsi, l'on sait que si l'on porte une irritation sur la muqueuse utérine, les femmes éprouvent immédiatement une douleur dans l'aine, qui semble s'être réfléchie sur la branche abdominale du plexus lombaire; rien n'est perçu dans l'utérus. Beaucoup d'autres phénomènes analogues à celui-ci se passent dans l'organisme (3). » Un ouvrage justement apprécié (4) admet également la réflexion de la sensibilité. On y lit, en effet, à l'article *Sympathie* : « Une impression morbide transmise, perçue ou non,

(1) Martinet : *Essai sur les névralgies considérées en général*, th. de Paris, obs. 7, p. 28, n° 70, 1818.

(2) 2e édition, 2 vol.; Paris, 1856-1857.

(3) B. Béraud et Ch. Robin, loc. cit., t. I, p. 428, ex art. *Usages des membranes muqueuses dus aux sympathies et aux actions réflexes.*

(4) *Dictionnaire de médecine*, etc., par É. Littré et Ch. Robin, 14e édition, 1878.

peut, non seulement susciter une contraction des fibres de la vie animale ou de la vie organique, mais aussi susciter une douleur dans un point éloigné de celui qui, malade, a causé l'impression. Ces phénomènes sont dits de *sensibilité réflexe*. Ainsi la sensibilité générale offre aussi des phénomènes de sympathie. C'est par un phénomène de cet ordre, avec la moelle épinière comme centre intermédiaire, que les nerfs des articulations établissent une telle solidarité de l'une à l'autre, que, lorsque les os du genou, par exemple, sont lésés, dans les cas de tumeur blanche et autres affections, on voit une douleur vive être rapportée à la hanche qui n'est point atteinte (1), et ainsi des autres articulations ou des autres os dans les maladies desquels les douleurs de voisinage ont donné lieu à de nombreuses tentatives d'explications physiologiques inexactes. Des douleurs ayant le caractère *névralgique* peuvent être ainsi produites loin du testicule, de l'ovaire ou autres organes enflammés ou contus, etc. (*névralgies* et *douleurs réflexes*). »

Voilà donc un fait qui paraît établi : une impression peut non seulement déterminer une sensation rejetée à la partie du corps sur laquelle cette impression fut portée, mais elle peut encore en provoquer une ou plusieurs autres dans des points voisins ou même éloignés, qui n'ont été soumis à aucune excitation venue de l'extérieur. En cela et sans qu'il soit besoin de plus nombreuses citations, il nous semble évident que les physiologistes sont généralement d'accord. Les exemples d'association, d'irradiation de sensations et de douleurs névralgiques, que nous avons puisés dans leurs diverses publications et dans celles (comme le *Compendium*) de médecine pure, sont autant de synesthésies parmi lesquelles il est facile de reconnaître, surtout quand il s'a-

(1) Non plus que la moelle du fémur. B. Béraud et Ch. Robin, *loc. cit.*, t. I, p. 157.

git d'exemples tirés de la pathologie, des synalgies qui ne paraissent ni avoir été distinguées, ni étudiées d'une manière spéciale.

Un livre qui touche de plus près que tout autre le sujet de mes recherches est celui que le Dr Charles Richet publia, en 1877, sous le titre de *Recherches expérimentales et cliniques sur la sensibilité*. J'ai déjà cité cet ouvrage où je croyais découvrir ce que je ne rencontrais pas ailleurs. On y trouve, en effet, la relation de plusieurs associations douloureuses, qui sont de véritables synalgies, mais nulle indication d'une étude qui leur fut particulière et bien moins encore des conséquences à en induire. Je note cependant ces quelques lignes, en passant : « Les phénomènes les plus intéressants de l'irradiation sont ces phénomènes sensitifs bizarres qu'on a appelés avec raison *synesthésies*, et qui ne sont autres que des irradiations à distance. Parmi les synesthésies, il en est qui sont normales, il en est d'autres qui sont pathologiques et dont la cause semble due à une hypéresthésie de la moelle.

Parmi les synesthésies normales, une des plus vulgaires est cette sensation douloureuse qu'on éprouve dans les dents par l'audition d'un son strident et aigu..... *Il est chez quelques personnes des points de la peau qui étant touchés provoquent une sensation tactile en un point très éloigné....*» (1)

En parcourant un ouvrage élémentaire (2), postérieur au précédent, je suis tombé sur un passage plus explicite, où il est traité des *Sensations et actes sympathiques*. J'en distrais ce qui suit, afin de permettre au lecteur de juger par lui-même : « Mais l'excitation d'un nerf pé-

(1) Ch. Richet, *loc. cit.*, p. 299-300.

(2) *Anatomie et physiologie animales*, par Edmond Perrier, première édition (1882), p. 578-580.

riphérique peut produire d'autres phénomènes qui ne s'expliquent qu'en admettant que l'excitation s'est propagée jusqu'à la substance cérébrale. *Lorsqu'on vient à toucher ou à piquer un point de leur corps, beaucoup de personnes éprouvent une sensation non seulement au point qui a été excité, mais encore en un point tout différent.* La sensation secondaire qui se produit alors n'est pas nécessairement analogue à la sensation qui l'a provoquée, et *le point où elle se produit n'est lié par aucune règle connue au point de départ de l'excitation*. Les points symétriques du corps semblent cependant unis entre eux d'une façon particulière; dans certaines affections de la moelle épinière, les malades rapportent à la fois à leurs deux jambes les excitations produites sur l'une d'elles, d'autres rapportent les excitations à la jambe symétrique, d'autres enfin ne savent à laquelle des deux l'attribuer. On donne aux sensations qui se commandent ainsi le nom de *sensations sympathiques.*

...*Il est peu de personnes dont divers points du corps ne soient pas liés par des sympathies de ce genre. Quelques-uns de ces liens présentent une remarquable constance* : on éprouve un picotement dans le nez quand on regarde le soleil, etc.... Mais ces sensations sympathiques se développent surtout dans l'état de maladie : beaucoup de douleurs dites *névralgiques* ont ainsi une origine exclusivement sympathique. La pleurésie provoque souvent une douleur dans le bras, les maladies de foie une douleur dans l'épaule droite; les dents malades provoquent des névralgies diverses dont la liste serait trop longue. Quelquefois ce sont les centres de perception des sensations spéciales qui sont excités, et le malade perçoit alors des couleurs, des bruits, des odeurs qui n'ont aucune réalité. »

Continuant mes investigations, je pris connaissance

des leçons que M. Mathias Duval fit, en janvier 1880, aux élèves du cours auxiliaire de physiologie à la Faculté de médecine de Paris et voici ce que j'y lus à propos de l'*extérioration des sensations*, des synesthésies ou sensations associées : « M. Gubler, notre regretté maître, a signalé des douleurs en écho ou *douleurs échotives*. Un malade s'écorche, par exemple, un bouton situé vers la racine de la cuisse et il éprouve un élancement autour de l'ombilic. Si le bouton est à l'ombilic, la douleur sera ressentie à l'épaule. Il faut remarquer que la répercussion douloureuse se fait toujours à un niveau supérieur et demeure fixée du même côté du corps, ce qu'explique la disposition anatomique des centres. Les douleurs échotives ne sont autre chose que des synesthésies. *Mais il faut éviter de donner à ces sensations associées le nom de sensations réflexes, car il n'y a pas là de réflexion.* De ce que le sujet rapporte à la périphérie l'impression reçue, il ne part rien, pour cela, du centre excité. Il résulte seulement de ces faits que *tout ébranlement central est constamment extérioré.* » (1)

Cette fois, nous sommes bien en présence de synalgies cutanées. Mais ces phénomènes qui, on vient de le voir, ont déjà prêté à certaines considérations, auraient-ils été soumis à une étude semblable à la nôtre ? C'est ce que nous allons de suite examiner en remontant à la source même, grâce aux renseignements complémentaires que M. Mathias Duval m'a communiqués par écrit, avec une extrême complaisance, en m'apprenant tout d'abord que le sujet était à peine étudié.

En effet, la question des synalgies cutanées ne prend réellement naissance que dans une *simple note* du professeur Gubler qui, le 23 décembre 1876, faisait connaî-

(1) 5e et 6e leçons, recueillies et rédigées par M. F. Dassy, revues par le professeur ; voyez *La Tribune médicale*, n° 599, 8 février 1880.

tre à la *Société de Biologie* ses observations sur une série de douleurs auxquelles il proposait alors de donner provisoirement l'épithète de *répercutées*. Analysons donc cette note qui a pour nous une importance capitale et qu'on trouve insérée *in extenso* dans les *Mémoires de la Société de Biologie*.

En premier lieu, Gubler parle des *douleurs répercutées* ou *échotiques* comme d'un « *ordre de faits peu connu, même passé sous silence par la généralité des auteurs de physiologie* » ; puis il ajoute (je transcris textuellement) : « Ce sont de véritables échos douloureux, éveillés par des douleurs spontanées ou provoquées, qui vont retentir au loin dans des parties en connexion nerveuse centrale avec celle qui est le point de départ de l'ébranlement.

Pour exciter ces douleurs sympathiques, *il ne suffit pas d'une piqûre d'épingle*, ni d'un choc modéré sur des parties saines ; il faut une douleur aiguë, telle que celle qui résulte du pincement de la peau irritée ou hypéresthésiée, de l'arrachement d'un poil, de l'égratignure d'un bouton ayant pour siége un follicule pileux enflammé. »

Contrairement à ce qu'avançait Gubler, nous avons vu, on se le rappelle (v. p. 14), qu'une piqûre d'aiguille ou d'épingle suffit parfaitement à provoquer une synalgie, du moins chez certaines personnes, et que, d'ailleurs, le genre d'excitation du point irrité peut varier d'un sujet à un autre (v. p. 12 et 17). Mais continuons la citation :

« Et, chose remarquable, les retentissements douloureux s'effectuent régulièrement dans des points déterminés et *toujours les mêmes* pour les différents points de départ, c'est-à-dire qu'*une douleur provoquée dans une région n'aura son écho que dans une seule autre région souvent très distante*. Ainsi, un bouton de la cuisse, irrité par l'ongle, déterminera une douleur secondaire vers l'hypogastre, un coup d'ongle sur cette dernière région ira retentir dans un point de la base de la poitrine; la douleur excitée sur le thorax aboutira vers le poignet, tantôt au bord radial, tantôt au bord cubital. »

Cette assertion, conforme aux faits de mon observation personnelle, vient donner plus de poids à la règle que j'ai été amené à poser en écrivant le Chapitre IV, à savoir qu'*au même point irrité correspond le même point sympathique* (v. p. 23-24); — mais je n'oserais dire, avec Gubler, qu' « il est est superflu d'ajouter que les douleurs secondaires s'observent du même côté que la douleur primitive » : le savant professeur n'a-t-il donc pas eu l'occasion de noter des synalgies transversales? — ne serait-ce que celle de Hales.

Je ne puis aussi me ranger à l'opinion suivante, qu'il émet en ces termes : « Je crois utile de constater que les irradiations douloureuses se répandent *exclusivement* dans le plan antérieur ou dans le plan postérieur du corps, selon que la douleur a été provoquée sur l'une ou l'autre face. Par exemple, l'écorchure d'un bouton sur la fesse donne lieu à un éclair douloureux dans la région lombaire, comme nous avons vu tout à l'heure l'irritation de la face antérieure de la cuisse exciter une douleur dans la paroi abdominale. » J'ai, en effet, constaté que, dans un grand nombre de synalgies, la douleur sympathique apparait dans le plan antérieur de l'individu, le point irrité se trouvant dans le plan postérieur, et réciproquement (*synalgies tournantes*).

D'autre part, Gubler ne semble avoir connu que des synesthésies douloureuses ascendantes, quand il dit : « On remarquera, *sans qu'il soit besoin d'y insister*, que les douleurs répercutées ou *écholiques*, si j'ose ainsi parler, *sont toujours placées dans une zone supérieure par rapport aux douleurs primitives ou initiales.* » Comment se fait-il que cet observateur éminent n'ait point eu à constater de synalgies descendantes, qui sont pourtant si nombreuses. Je comprendrais plus facilement la chose s'il ne s'agissait que des sympathies douloureuses transversales, ou mieux encore des synalgies mixtes : mais il n'est question, pour lui, d'aucune douleur répercutée pouvant rentrer dans l'un de ces trois groupes et je suis tenté d'admettre qu'il ignorait ces diverses formes de l'irradiation.

En étudiant, au Chapitre III, les caractères de la douleur perçue au point sympathique, nous nous sommes occupés de la comparaison, faite par Gubler, de cette douleur avec le phénomène acoustique de l'écho et avec la douleur fulgurante de l'ataxie locomotrice : cela nous dispense de nous y arrêter ici.

Pour terminer l'analyse de cette communication, sur laquelle nous reviendrons encore à propos de la théorie des synalgies, dans le but de citer la singulière explication qu'en donne Gubler, je tiens à rappeler la réponse de ce professeur à M. Pouchet qui, ayant observé sur lui-même une douleur secondaire à l'épaule, résultant de l'irritation d'un bouton à la cuisse, demanda si ces sensations secondaires étaient personnelles. — Loin de là, répondit Gubler; *quel que soit le sujet, la douleur secondaire est perçue dans des régions toujours les mêmes pour des sujets différents.* — Cette observation, que je ne veux pas prendre pour une supposition gratuite, vient à l'appui de ce que j'ai dit au Chapitre VI (p. 32).

En somme, la note de Gubler est, à ma connaissance, le seul document qui puisse m'empêcher d'affirmer que les synalgies ont échappé à toute étude. Mais aussi faut il avouer que cette étude, basée sur des observations insuffisantes, entachée d'erreurs et très incomplète, laissait fort à désirer. Il y a plus, Gubler ne s'est nullement préoccupé des conséquences qu'elle entraîne, ainsi que le lecteur a pu s'en assurer par l'analyse que nous venons de faire de sa communication d'où nous avons scrupuleusement extrait tout ce qui concerne les douleurs *échotiques* ou synalgies.

Une chose mérite d'être signalée : c'est le silence que les auteurs classiques observent, pour la plus grande partie, à l'égard de ces phénomènes. Parmi le petit nombre des physiologistes qui, dans leurs ouvrages didactiques, ont consacré au moins quelques lignes aux synesthésies douloureuses, il convient de remarquer tout spécialement M. Mathias Duval. Parfaitement au courant de la question, connaissant les observations de Gubler, blâmant, non sans raison, l'expression de *douleurs réflexes*, employée par Noël Gueneau de Mussy qui néanmoins indique fort bien le mécanisme de ces douleurs, M. Mathias Duval ne s'est attaché qu'à en donner une interprétation satisfaisante, ce qu'il a fait dans ce style clair et avec le talent d'exposition qu'on lui connaît (1). Cette explication est celle-là même que nous développerons bientôt sous le nom de *théorie centrale*.

Rien que je sache n'a paru sur les synalgies depuis la note de Gubler (décembre 1876). Si je ne me trompe, je suis le premier qui ait entrepris un travail d'ensemble sur les douleurs associées de la peau et c'est surtout à ce titre que je réclame l'indulgence des critiques.

(1) Voyez *Dict. Jaccoud*, t. XXIII, 1877, art. *Nerfs*, p. 548-550 ; — *Cours de physiologie*, 4e édition, 1879, p. 108 ; — *La Tribune médicale* du 8 février 1880 : *Cours auxiliaire de physiologie* à la Faculté de médecine de Paris.

CHAPITRE X

Théories des synalgies (et des synesthésies). — Quatre questions. — I. Théorie des anastomoses nerveuses périphériques. — II. Théorie ganglionnaire et autre interprétation. — III. Théorie médullaire, ou spinale, et théorie de Gubler. — IV. Théorie centrale ou cérébrale.

Qu'elles apparaissent dans l'état de santé ou de maladie, qu'on les considère comme des phénomènes normaux ou pathologiques, les synalgies ont, dans tous les cas, une existence bien certaine. Il convient donc d'en rechercher, comme de tout fait acquis, l'explication la plus rationnelle.

A priori, l'interprétation sera la même que celle des sensations associées en général. Une synalgie, avons-nous dit, n'est qu'une espèce de synesthésie (v. p. 8).

Ce genre de sympathies consiste, on n'en peut guère douter, en des actes purement nerveux. Il est alors assez naturel de se demander :

1° Si les anastomoses périphériques des nerfs jouent un rôle dans la production des synalgies ;

2° Si les ganglions placés sur le trajet des nerfs sensitifs (centripètes) ont une action sur les synesthésies douloureuses ;

3° Si l'irradiation de l'impression venue du point irrité se fait dans la moelle épinière pour n'être perçue qu'ultérieurement par le cerveau ;

4° Et enfin, si cette irradiation a lieu dans le cerveau lui-même.

Nous allons examiner successivement ces quatre questions.

I. — *Est-ce par l'intermédiaire des anastomoses périphériques des nerfs sensitifs qu'une seconde douleur se fait sentir dans une partie du corps plus ou moins éloignée de celle qui est irritée?*

Pour élucider ce premier point, disons d'abord que, *par anastomoses périphériques des nerfs sensitifs*, nous n'avons en vue ici que les *filets récurrents* dont l'existence a été mise hors de doute par Cl. Bernard, — et non les simples accolements de tubes nerveux, qui abandonnent un cordon pour s'adosser à un autre pendant une partie de leur trajet. Puis, rappelons que MM. Arloing et L. Tripier ont démontré que des *filets nerveux récurrents* associaient à la périphérie non seulement les nerfs sensibles aux nerfs moteurs, mais encore les nerfs sensibles entre eux (1).

Etant donné ce fait, supposez que j'excite suffisamment le *nerf* A en un de ses points autre que celui de sa terminaison et qu'en ce point aboutisse un filet récurrent fourni par le *nerf* B : je peux, dans ces conditions, éprouver *deux douleurs*, une première que je sentirai au *point irrité* et qui m'arrivera par le filet récurrent émané du *nerf* B, — une seconde que je percevrai comme venant d'un autre endroit, de celui (*point sympathique*) où se trouve la terminaison périphérique du *nerf* A, et cela par le phénomène bien connu de l'extérioration des sensations.

Tel serait le mécanisme des synalgies, au moins quand leurs deux points ne sont pas trop éloignés l'un de l'autre, car, si MM. Arloing et L. Tripier ont observé que la quantité de fibres récurrentes est plus considérable à mesure qu'on s'approche de l'extrémité périphérique des nerfs, ces physiologistes auraient aussi constaté qu'en général les fibres récurrentes ne remontent pas très loin au-delà de cette extrémité périphérique (2).

(1) Voyez, à ce sujet, H. Beaunis : *Nouveaux éléments de physiologie humaine*, 2e édition; Paris, 1881 : t. II. p. 1209.

(2) D'après Mathias Duval : *Cours auxiliaire de physiologie*, dans *La Tribune médicale* du 11 janvier 1880.

De cette disposition anatomique, il résulte déjà que toutes les synalgies ne se prêtent pas à l'explication par les anastomoses qui, à la surface du corps, réunissent les nerfs sensitifs. Bien plus, en admettant que les filets récurrents puissent remonter fort loin de la terminaison périphérique du cordon nerveux qu'ils innervent ou auquel ils sont adossés, il serait encore impossible d'expliquer d'une manière satisfaisante les synalgies qui présentent un très grand écart entre le point irrité et le point sympathique.

Ainsi, jetez un coup d'œil sur les synalgies 1 et 7, par exemple, de mon Tableau I. Dans la première, l'irritation porte sur une fibre terminale du *grand nerf sciatique* et la douleur sympathique est reportée à l'extrémité de l'un des filets que fournissent à la peau de l'épigastre les rameaux perforants antérieurs des cinq derniers *nerfs intercostaux*. Dans la seconde, c'est un filet du *nerf fémoro-cutané* (ou du *nerf saphène interne*) qui est irrité, et la répercussion douloureuse se fait sur une terminaison du *nerf musculo-cutané* ou du *nerf brachial cutané interne*, — tous deux branches terminales du *plexus brachial*, alors que les nerfs soumis à l'excitation initiale proviennent du *plexus lombaire*. Acceptera-t-on, pour ces deux exemples, l'existence de fibres récurrentes d'une longueur demesurée, remontant des orteils à l'épigastre ou du genou au pli du coude, en sautant d'un nerf à un autre? (1) Mais ce serait alors faire de l'anatomie de commande, avancer un fait extrêmement dif-

(1) Dans ces deux cas, c'est le filet récurrent supposé qui serait irrité sur un point de son trajet et conduirait alors la douleur sympathique par extérioration ; — la douleur initiale résulterait de l'irritation concomitante d'une fibre du grand nerf sciatique (ou d'un autre filet récurrent), par exemple, qui viendrait juste à propos se terminer tout près de l'endroit où est excitée l'anse récurrente des nerfs intercostaux, anse qui proviendrait du nerf grand sciatique. On voit ainsi que, pour persister dans une interprétation de ce genre, il faut nécessairement recourir à une succession d'hypothèses toutes plus hasardées les unes que les autres.

ficile à prouver le scalpel à la main, — un fait plus hypothétique encore que l'interprétation du phénomène synalgique par cette disposition utopique.

Divers auteurs ont cependant appliqué la doctrine de la sensibilité récurrente à l'explication des irradiations douloureuses dans les névralgies. On sait que, pour nous cette question se confond presque avec celle des synalgies. Il nous paraît vraisemblable, en effet, que ces dernières ne diffèrent des répercussions névralgiques que par l'étendue, l'intensité et la persistance de la douleur. Elles doivent, par conséquent, être soumises à un mécanisme semblable.

Or, M. A. Cartaz (1), par exemple, prétend que les irradiations douloureuses, dans les névralgies, ont lieu par le moyen des anastomoses périphériques des nerfs. D'après cet auteur, c'est ainsi que les névralgies de la face (*n. trijumeau*) s'irradient vers le plexus cervical postérieur (br. post. des *premiers nerfs rachidiens*), — et non autrement, car, suivant Cartaz, le centre encéphalique du nerf trijumeau serait trop éloigné du centre des nerfs cervicaux pour se trouver dans des conditions à exciter ce dernier par continuité ou même contiguïté de substance.

Mais il y a d'abord des cas où la propagation et la métastase des douleurs nous semblent incompréhensibles si l'on refuse à cette propagation la voie centrale; — je veux parler des cas où l'on a vu une névralgie faciale alterner avec une sciatique (Rennes et Forstmann) et une névralgie plantaire avec une névralgie sous-orbitaire (Chaussier), etc., — des cas où une douleur d'oreille s'étendit à la cuisse (Fabrice de Hildan, cité dans *L'anatomie d'Heister*, t. III, p. 331-332), — de tous ceux en-

(1) *Des névralgies envisagées au point de vue de la sensibilité récurrente*, thèse de Paris, 1875.

fin où, comme le dit A. Tardieu (1), des névralgies se montrent « *alternativement ou successivement dans des nerfs très éloignés et entre lesquels n'existe aucun rapport.* »

Puis, l'assertion de M. A. Cartaz, en ce qui concerne l'exemple choisi, comporte une erreur anatomique. En effet, il est aujourd'hui clairement prouvé, par MM. J.-V. Laborde et Mathias Duval, que *le centre gris du nerf trijumeau et celui des nerfs cervicaux sont très voisins et même immédiatement juxtaposés.* A la Société de Biologie (séance du 22 novembre 1879), précisément au sujet de la thèse de Cartaz, M. Mathias Duval a appelé l'attention des médecins sur ce point de physiologie qui semble éclairer d'une lumière nouvelle la pathogénie des névralgies. M. Laborde a même ajouté que la remarque de M. Duval était d'autant plus légitimée que, en ce qui a trait particulièrement au trijumeau, la racine sensitive ou bulbaire (2) de ce nerf paraît, d'après les expériences faites en commun, reliée au point d'origine des nerfs cervicaux par un cordon de fibres nerveuses très excitables, très sensibles, et constituant un centre vaso-moteur agissant à la façon du cordon cervical du nerf grand sympathique.

Comme on le voit, la théorie de M. A. Cartaz est loin d'être à l'abri de toute contestation. Voici d'ailleurs le jugement porté sur elle par l'auteur (3) de l'article *Névralgie* du *Nouveau dictionnaire de médecine et de chirurgie pratiques* : « Nous devons dire que, dans le travail

(1) *Manuel de pathologie et de clinique médicales* ; 4e édition, Paris, 1873.

(2) On sait que l'*origine réelle* de la *racine sensitive* (grosse racine) *du nerf trijumeau* est cette portion de substance grise qui prolonge, dans le bulbe rachidien et dans la protubérance annulaire, la corne postérieure de l'axe gris spinal ; c'est cette racine, généralement désignée sous les noms de *racine ascendante* ou *bulbaire du trijumeau*, qui se montre sur toutes les coupes du bulbe sous la forme d'un cordon, à section semi-lunaire, montant depuis le tubercule cendré de Rolando jusqu'au niveau de son lieu d'émergence protubérantielle. (D'après Mathias Duval)

(3) H. Hallopeau, *in Dict. Jaccoud*, t. XXIII. (1877) p. 772-773.

précédemment cité, Cartaz a donné une tout autre interprétation des irradiations douloureuses; comme les points douloureux, elles seraient dues à la présence dans les nerfs malades de filets récurrents; pour prendre un exemple, les douleurs qui se font parfois sentir dans les rameaux de la branche ophthalmique, chez les sujets atteints de névralgie occipitale, devraient s'expliquer par l'existence dans le nerf occipital de fibres qui s'en iraient par un trajet rétrograde s'unir aux divisions de l'ophthalmique; il cite à l'appui de sa théorie des observations dans lesquelles des douleurs névralgiques limitées au trajet d'un nerf ont été calmées par la compression d'un autre nerf (faits de Tripier). Nous ne contestons pas la valeur de ces observations et nous reconnaissons que, pour ces cas particuliers, la théorie de Cartaz peut être soutenue; mais ils sont bien peu nombreux et, *pour l'immense majorité des faits*, la théorie exposée plus haut (1) est la plus vraisemblable. Comment comprendre, en effet, dans l'hypothèse de Cartaz, que *souvent ces irradiations ne se produisent que passagèrement, au moment où les paroxysmes atteignent leur summum d'intensité*? Si elles étaient provoquées par des lésions permanentes, elles devraient être permanentes elles-mêmes, ou du moins se reproduire constamment à chaque accès et faire, pour ainsi dire, partie intégrante de la névralgie, au lieu de venir seulement en compliquer par instants le tableau. C'est à tort d'ailleurs que Cartaz objecte à la *théorie centrale* la difficulté de comprendre la propagation des excitations d'un noyau à l'autre; les recherches récentes de Pierret ont montré, au contraire, que cette propagation s'expliquait tout naturellement par les communications qui existent entre les différents noyaux (Lange). »

(1) La *théorie centrale*.

Nous ne nous appesantirons pas davantage sur cette première question, — d'autant plus que l'interprétation de M. Cartaz et des autres auteurs qui partagent son opinion relativement au même sujet, semble perdre chaque jour de son crédit. Ainsi, le savant professeur S. Jaccoud, dans la septième édition (1883) de son *Traité de pathologie interne*, ne prend nullement en considération la théorie de Cartaz pour se rendre compte de l'extension des douleurs névralgiques. En effet, parmi les causes des névralgies, il admet, pour la prosopalgie, par exemple, des *causes extrinsèques indirectes ou réflexes*, qui n'affectent pas directement le trijumeau et agissent, soit sur un autre nerf périphérique, soit sur les organes nerveux centraux : l'excitation qu'elles produisent, irradiée de son point de départ jusqu'au foyer du nerf trifacial, en provoque l'hyperesthésie par le mécanisme de l'irradiation réflexe. « Les *connexions ganglionnaires et intra-bulbaires du nerf de la cinquième paire*, — dit plus loin le médecin de l'hôpital Lariboisière, — expliquent la multiplicité des *irradiations sensitives et motrices* auxquelles il donne lieu en l'état d'hyperesthésie. Parmi les premières (*sensations associées*), les plus communes sont les douleurs de la région cervicale postérieure et de l'occiput, les douleurs scapulo-claviculaires, intercostales et mammaires; à l'association sensitive doivent encore être attribués les bruissements d'oreille et l'obscurcissement de la vue qui existent dans quelques cas pendant le paroxysme. »

J. Muller (1) avait déjà écrit qu'on ne saurait « rendre raison de l'irradiation de la sensation par l'admission d'anastomoses plexiformes des fibres primitives des nerfs de sentiment à leurs extrémités périphériques dans la peau ». Avant lui, Robert Whytt (2) pensait

(1) *Loc. cit.*, t. I, p. 602.

(2) *Loc. cit.*, t. I, p. 78.

également qu'on ne peut expliquer les divers phénomènes de la sympathie (douloureuse ou autre) « par aucune union ou anastomose qui soit entre les nerfs, dans le trajet qu'il font depuis le cerveau dont ils sortent jusqu'aux différents organes où ils se terminent. » Pour ce physiologiste anglais, « toute sympathie doit être rapportée au cerveau même et à la moelle de l'épine, qui donnent naissance à tous les nerfs. »

II. — Je ne ferai que toucher à la seconde question de savoir *si les ganglions placés sur le trajet des nerfs sensitifs, près de leur origine apparente, exercent une influence quelconque sur les phénomènes synalgiques.*

Dans mes recherches bibliographiques, je n'ai trouvé que J. Muller pour s'être demandé si ces ganglions nerveux pouvaient jouer un rôle dans l'acte des sensations associées. Voici ce qu'il dit au sujet des irradiations sensitives (1) : « On peut concevoir le phénomène de deux manières.

La première explication repose sur les propriétés dont jouissent les ganglions des nerfs sensitifs.... On sait que tous les nerfs sensitifs proprement dits ont un ganglion à leur racine. Reil (2) comparait les ganglions du grand sympathique à des demi-conducteurs, qui n'amènent pas les impressions faibles au cerveau, mais qui, à l'instar des demi-conducteurs de l'électricité, au travers desquels passe le fluide électrique accumulé en grande quantité, y font parvenir les irritations très vives, et qui ne permettent non plus qu'avec des restrictions l'influence du cerveau et de la moelle épinière sur le grand

(1) *Loc. cit.*, t. I, p. 692.

(2) *Archiv fuer Physiologie*, t. VII.

sympathique. On pourrait appliquer aussi cette hypothèse aux ganglions des nerfs de sentiment; on pourrait dire que la masse grise, à travers laquelle les fibres primitives passent sans névrilème, est une sorte de demi-conducteur incapable de propager dans sa propre substance les irritations faibles agissant sur une de ces fibres, et de les communiquer aux autres fibres qui traversent le ganglion, de manière qu'alors la sensation ne se répand ni à droite ni à gauche, et parcourt seulement la fibre qui en a été affectée ; mais, quand les sensations sont très vives, de demi-conducteur qu'elle est ordinairement, cette même masse devient tout à fait conducteur et permet à une partie du fluide nerveux de se communiquer à quelques autres des fibres qui traversent le ganglion, de sorte qu'en ce cas il y a irradiation de la sensation, *sensation associée* ou *concomitante.* »

Remarquons d'abord que cette explication est, de l'aveu même de J. Muller (1), « purement hypothétique et dénuée de preuve ». Aussi le physiologiste allemand l'abandonne-t-il pour chercher la cause des irradiations sensitives dans la moelle épinière ou dans le cerveau.

Mais, en outre, parmi les diverses objections que nous pourrions faire à l'interprétation par les ganglions des nerfs sensibles, il en est deux principales à mentionner. En premier lieu, pourquoi, d'une manière très générale, n'existe-t-il qu'un seul point sympathique correspondant à un seul point irrité? Pourquoi, — le tissu spécial des *ganglions intervertébraux* ou du *ganglion de Gasser*, par exemple, devenant bon conducteur des impressions par le fait d'une très vive irritation périphérique, — une fibre, quelques tubes nerveux au plus, voisins de ceux primitivement excités, le seraient-ils secondairement à

(1) *Loc. cit.*, t. 1, p. 693.

l'exclusion d'autres fibres qui offriraient les mêmes conditions de voisinage et d'excitabilité?

Ensuite, comment expliquer les synesthésies, les synalgies dont les sensations, les douleurs se font sentir aux extrémités de nerfs qui, certainement, n'ont aucun rapport dû à un ganglion commun servant d'intermédiaire? (Voyez les *Synalgies ascendantes* 3, 4, 7, 10, 19, etc., etc., de mon Tableau I).

Enfin, nous ne possédons sur l'anatomie histologique (1) et sur la physiologie des ganglions spinaux et de leurs analogues que des notions très restreintes. « La constance et le développement du *ganglion rachidien* chez certains animaux, — dit Mathias Duval, — nous indiquent son importance et nous donnent à penser que ses rôles doivent être multiples. Malheureusement nous n'en connaissons qu'un : son rôle trophique ou de nutrition sur la racine postérieure, démontré par Augustus Waller. » (2)

Je terminais le manuscrit de ma thèse quand l'un de mes maîtres me proposa une autre théorie des synalgies. Ne serait-ce qu'à titre commémoratif, je lui dois quelques mots.

Cette nouvelle théorie, — qui trouve naturellement sa place ici, — est basée sur l'hypothèse que, dans un tronc ou dans un plexus nerveux, il peut se passer, entre deux fibres sensitives, A et B, accolées, dont l'une, A, est soumise à l'excitation primordiale, un phénomène analogue à celui connu sous le nom de *contraction paradoxale* (Du Bois-Reymond) et grâce auquel nous reporterions à la partie périphérique (*point sympathique*), innervée par B, la seconde douleur résultant de l'excita-

(1) Voyez Mathias Duval, art. *Nerfs* du *Dict. Jaccoud*, t. xxxiii, p. 488-489.

(2) *In Tribune médicale* du 11 janvier 1880 : *Cours auxil. de physiologie.*

tion, par influence, de cette fibre B (1). La synalgie se produirait alors par *une sorte d'électrotonus secondaire.* D'ailleurs, Jules Béclard (2) prétendait que la modification de l'état électrotonique d'une fibre nerveuse sensible entraîne une modification secondaire dans l'électrotonus d'autres fibres sensitives, jointes à elle par accolement, et réveille la sensibilité chez ces fibres ainsi influencées. Cet auteur avançait même que la sensibilité constatée dans les racines antérieures des nerfs rachidiens au moyen de l'électricité, peut être expliquée de la sorte, sans qu'il soit nécessaire d'invoquer ici, comme on l'a fait, l'existence de *filets sensitifs récurrents* qui remonteraient du ganglion intervertébral vers la moelle épinière par les racines antérieures.

Si cette théorie était seulement admissible, si, à plus forte raison, elle était vraie, l'étude des synalgies pourrait déjà servir à *déterminer les rapports qu'affectent entre elles les différentes fibres sensibles*, venues de points divers du corps. C'est une idée analogue qui fit écrire à J. Henle (3) son article sur le *Cours des fibres déduit des sympathies.*

Malheureusement, l'interprétation des synesthésies douloureuses par un courant sensitif modifiant primitivement, dans la fibre nerveuse irritée, puis secondairement, dans une fibre centripète voisine, l'état électrotonique de ces fibres de même nature, est susceptible d'objections, de reproches semblables à ceux que nous avons adressés à la théorie ganglionnaire. D'autre part, nous savons que, pour susciter une synalgie, l'irritation

(1) Voyez, sur ce sujet, H. Beaunis, *loc. cit.*, t. I, p. 516, 533 et 544. (*Phénomènes électrotoniques des nerfs*).

(2) *Traité élém. de physiologie humaine*, 6e édition, 1870, p. 982-983.

(3) *Traité d'anatomie générale*, traduit de l'allemand par A.-J.-L. Jourdan, 1843. t. II, p. 219 et suivantes.

mécanique est bien préférable à l'excitation électrique, cette dernière ne nous fournissant que des résultats à peu près nuls et paraissant, au contraire, entraver la répercussion douloureuse (v. p. 15-16). Or, les excitations électriques seraient les seules capables de produire l'électrotonus; les excitations mécaniques, chimiques, etc., resteraient inefficaces (1). Enfin, mon savant maitre, M. H. Beaunis, nous apprend encore (2) que l'influence de l'électrotonus sur les nerfs sensitifs a été peu étudiée, — que Zurhelle, dans des expériences faites sur la Grenouille sous la direction de Pflüger, a trouvé *une diminution d'excitabilité* de ces nerfs, aussi bien pour l'anelectrotonus que pour le catelectrotonus, — que les résultats obtenus sur l'Homme vivant (Eulenburg, Erb, etc.) sont encore trop incertains pour qu'on puisse arriver à des conclusions positives et que les variations d'excitabilité observées alors ont tantôt infirmé, tantôt confirmé les résultats trouvés chez les animaux.

III. — Allons-nous donc rencontrer dans la *moelle épinière* la cause probable des douleurs associées?

Dans sa seconde explication, J. Muller attribue l'irradiation de la sensation à celle de l'irritation dans la moellé épinière ou dans le cerveau même, sans opter définitivement pour ce dernier plutôt que pour le centre rachidien dont, au contraire, il vise plus spécialement les fonctions. « D'après cette manière de voir, — dit-il (3), — il se passerait ici un phénomène analogue à celui qui a lieu dans les mouvemements par réflexion, lorsque de l'impression sensitive communiquée à la

(1) H. Beaunis : *loc. cit.*, t. I, p. 545.

(2) *Loc. cit.*, t. I, p. 546.

(3) *Loc. cit.*, t. I, p. 603.

moelle épinière part une irradiation qui s'étend jusqu'aux nerfs moteurs. La seule différence consisterait en ce que l'irradiation de l'impression sensitive primordiale sur la moelle épinière n'aurait pas lieu dans des nerfs moteurs, mais dans d'autres nerfs sensitifs naissant au voisinage de ceux qui ont été affectés directement, ou que du moins elle ne se bornerait pas à des nerfs moteurs et s'étendrait en outre à des nerfs de sentiment.

Ce qui parle en faveur de la seconde explication, — ajoute J. Muller, — c'est l'analogie des irradiations que les impressions sensitives, reçues par la moelle épinière, envoient jusque dans des nerfs de mouvement, et de plus cette circonstance qu'il y a aussi des nerfs sensitifs sans ganglions, comme la rétine, qui sont susceptibles d'irradiation, de sorte que la première explication est évidemment insuffisante. »

Une interprétation de ce genre laisse soupçonner qu'il peut se produire dans les nerfs centripètes une transmission centrifuge, réflective. Nous reviendrons tout à l'heure sur ce point de physiologie. Rappelons auparavant la *théorie de Gubler* qui s'est basé sur la possibilité d'une rétrogradation du courant nerveux sensitif pour expliquer les *douleurs répercutées* ou *échotiques*. « En définitive, — disait le regretté professeur (1), — il est permis de supposer que les choses se passent de la manière suivante.

La douleur initiale provoquée, ou spontanée, est transmise au centre nerveux, d'où *l'ébranlement se réfléchit dans un cordon sensitif* en connexion, dans la moelle, avec ceux de la région primitivement irritée. *Cet ébranlement se propage excentriquement, c'est-à-dire en sens inverse du courant nerveux ordinaire des nerfs sensitifs*, qui

(1) *Société de Biologie*, 23 décembre 1876.

est eisodique ou centripète. Il parcourt ainsi un trajet plus ou moins long sans donner lieu à aucune sensation ou plutôt à aucune perception, par cette raison péremptoire qu'il n'y a point de centre perceptif à l'extrémité périphérique d'un nerf de sentiment. Mais, dès que le *courant paradoxal* s'arrête, il se produit dans le nerf sensitif une *sorte de reflux* ou de *choc en retour* et, consécutivement *une perception douloureuse dans le centre spinal*. Naturellement la douleur est ressentie là où se trouvait le point de départ du courant centripète, c'est-à-dire dans le point du nerf sensitif où s'était arrêté le *courant paradoxal d'origine réflexe.* »

Si Gubler admettait si facilement l'existence de ce courant paradoxal, J. Muller, au contraire, bien qu'il vit dans le phénomène de l'irradiation des sensations un acte analogue à celui des mouvements réflexes, exprimait ainsi les doutes qu'il concevait à cet égard. « Quelle idée maintenant doit-on se faire de l'excitation secondaire que d'autres fibres sensitives ou d'autres nerfs de sentiment reçoivent du cerveau et de la moelle épinière? S'accomplit-il une réflexion dont le point de départ soit au cerveau, soit à la moelle épinière? S'établit-il dans ces nerfs, un courant qui aille de leur extrémité cérébrale ou rachidienne à leur extrémité périphérique, et revienne ensuite de celle-ci à celle-là; ou, s'il n'y a point de courants, mais seulement des oscillations dans le principe nerveux, un second nerf est-il mis à l'état d'oscillation par l'oscillation du premier, que le cerveau réfléchit sur lui? Très probablement il s'opère toujours une réflexion, dont le point de départ est l'encéphale ou la moelle épinière, et qui rejette en quelque sorte l'impression sur un autre nerf de sentiment. Cependant il faut remarquer que *cette explication implique tacitement la possibilité, pour les courants ou les oscillations qui ont lieu dans les fibres sensitives de s'effectuer aussi bien du centre à la circonférence que de la circonférence au centre.* Or, nous ignorons encore si une telle condition est réalisée, ou si les nerfs sensitifs ne sont aptes qu'à des mouvements de la circonférence vers le centre : aussi est-il intéressant d'avoir un moyen d'expliquer le phénomène dans le cas où les nerfs de sentiment seraient privés du mouvement centrifuge, et où celui-ci n'appartiendrait qu'aux seuls nerfs moteurs. Comme il paraît être indifférent, pour une sensation, que la fibre nerveuse soit affectée à son extrémité, dans son milieu, ou à son origine cérébrale ou rachidienne, puisque, dans tous les cas, la sensation demeure la même, et qu'elle est toujours rapportée aux parties extérieures dans lesquelles le nerf se distribue, il s'ensuit que la simple irradiation d'une impression qui, du point où sa fibre conductrice aboutit dans la substance de la moelle épinière et du cerveau, se répand sur les origines des fibres nerveuses, peut donner lieu à une extension de la sensation. Nous savons que, chez les personnes atteintes d'affections de la moelle épinière, les sensations semblent avoir lieu aussi dans les parties extérieures ; que, par exemple, la myélite s'accompagne des plus vives douleurs dans les membres, *quoique cependant les nerfs de ces parties ne puissent exciter aucune sensation dans le sens de la moelle épinière à la périphérie.* Le fourmillement qu'on éprouve à la peau n'est souvent non plus qu'une sensation ayant sa cause dans la moelle épinière elle-même. Cette sensation, lorsqu'elle ne dépend pas d'une compression exercée sur les nerfs, est un symptôme presque constant de toutes les affections de la moelle spinale, que celles-ci soient purement passagères, comme dans l'épilepsie, ou permanentes, comme dans la névralgie dorsale et la phthisie dorsale. Il est impossible, même à celui qui possède des connaissances anatomiques, d'avoir la conscience du véritable siége qu'elle affecte, puisque ce n'est pas le long du rachis qu'elle se manifeste, mais dans toutes les parties auxquelles la portion malade de la moelle envoie des nerfs. *Il peut fort bien en être de même de l'irradiation des sensations.* » (1)

Encore aujourd'hui, — malgré les expériences célèbres de Vulpian (soudure d'un nerf sensitif avec un nerf moteur), expériences déjà tentées auparavant par Bidder et Gluge, par Thiernesse, et confirmées particulièrement par J. Rosenthal et Bidder, — malgré les démonstrations de P. Bert (greffe du bout de la queue d'un Rat sous la peau du dos du même animal, puis section, au bout de huit mois, de cet organe à sa racine), attaquées par François-Frank, — celles de E. Cyon (basées sur l'étude des secousses musculaires différentes obtenues par l'excitation d'un tronc nerveux ou par l'excitation des racines spinales de ce tronc) et celles de Kühne (2), — la *conductibilité indifférente* des nerfs, *hors l'état d'expérimentation artificielle*, ne nous paraît pas suffisamment prouvée.

« L'identité de structure et de composition des deux espèces de nerfs, — dit H. Beaunis (3), — rend probable l'identité des fonctions ; mais il n'y a pas là non plus une démonstration suffisante ; je rappellerai à ce propos que récemment L. Lowe vient d'insister sur la différence de coloration que présenteraient les nerfs moteurs et les nerfs sensitifs, différences qui correspondraient à des caractères histologiques particuliers *(Centralblatt*, 1879). »

Je partage donc volontiers les doutes de J. Muller et me refuse à admettre toute explication des synalgies qui serait, comme celle de Gubler, fondée sur l'hypothèse d'un courant nerveux, paradoxal, d'origine réflexe. D'ail-

(1) J. Muller : *loc. cit.*, t. I, p. 603-604.

(2) Voyez H. Beaunis : *loc. cit.*, t. I, p. 538.

(3) *Loc. cit.*, t. I, p. 537.

leurs, alors même que la conductibilité indifférente des nerfs serait possible à l'état physiologique (comme cela existe peut-être pour les fibres commissurales des centres nerveux), il est au moins inutile de s'en préoccuper dans l'interprétation des synesthésies. En effet, de deux choses l'une : ou l'on suppose que l'impression primordiale, transmise au centre rachidien auquel aboutit le cylindre-axe irrité, reste localisée dans ce centre, n'excite pas secondairement un autre centre médullaire, — ou l'on admet, au contraire, que cette impression transmise s'irradie sur un autre centre de la moelle épinière. Dans le premier cas, il faut recourir à l'une des théories précédemment exposées et qui, sans être basées sur l'hypothétique rétrogradation du courant nerveux sensitif, ne me semblent pas néanmoins satisfaisantes; ou bien il faut chercher plus haut, dans le cerveau même, la cause probable de l'irradiation douloureuse. Dans le second cas, tout comme dans la première supposition, le phénomène de *l'extérioration des sensations* ou, suivant la dénomination de S. Jaccoud (1), *la loi des manifestations excentriques,* en vertu de laquelle, dans l'acte de la perception, la sensation est rapportée à l'extrémité périphérique de la fibre sensible, quel que soit le point de son trajet qui ait été excité, — suffit amplement à donner la clef du mécanisme producteur des synesthésies, — sans qu'on ait besoin d'inventer un courant paradoxal, réflectif.

M. Mathias Duval, qui considère la conductibilité indifférente des nerfs comme démontrée d'une manière absolument concluante (2), fait remarquer que « si *c'est la connexion centrale qui détermine la nature sensitive d'un nerf,* c'est, d'un autre côté, *la connexion périphérique qui*

(1) *Traité de pathologie interne,* 1883, t. I, p. 842.

(2) Voyez *La Tribune médicale* du 4 janvier 1880.

détermine la nature motrice de tel autre nerf. La loi est générale, les bouts seuls diffèrent. C'est le cerveau ou la moelle qui crée l'essence sensitive, c'est la plaque terminale qui crée l'essence motrice. »

Or, la stricte application de cette dernière loi à l'organisme non soumis aux conditions artificielles de l'expérimentation, à l'homme *intact*, en un mot, ne nous permet pas d'admettre chez lui une transmission nerveuse pouvant s'effectuer à rebours du sens normal, physiologique. Aussi M. Mathias Duval, dans un ouvrage (1) antérieur à ses leçons de janvier 1880, s'était-il déjà élevé contre l'interprétation, récente alors, que le professeur Gubler avait donnée des douleurs répercutées. « Nous ne saurions terminer cette étude générale des actes réflexes, — écrivait alors M. Duval, — sans nous expliquer sur quelques phénomènes *qui ont été désignés à tort sous le nom de réflexes* : nous voulons parler des *sensations associées*...

Une impression, produite par une excitation extérieure, étant apportée par un nerf sensitif vers un centre nerveux, peut produire dans ce centre une excitation assez forte pour s'irradier vers des centres voisins; ceux-ci alors sont le siége de sensations identiques à celles qui se produiraient s'ils avaient été mis en jeu par les nerfs qui leur apportent normalement les impressions de certains points de la périphérie. C'est qu'en effet, *du moment qu'un centre nerveux reçoit une excitation, aucun indice spécial ne parait pouvoir permettre à ce centre de distinguer si cette excitation est due réellement à une impression venue de la périphérie, ou si elle s'est produite sur place, c'est-à-dire par simple propagation de l'ébranlement éprouvé par un centre voisin*.... On dit souvent, par un abus de langage, qu'il y a eu *sensation réflexe*.... Mais l'expres-

(1) *Dict. de Jaccoud*, t. XXIII, 1877, p. 548-550.

sion de réflexe suppose un acte par lequel une excitation apportée de la périphérie au centre est réfléchie de ce centre vers la périphérie. *Ici il n'y a pas à supposer que l'excitation apportée par un nerf sensitif ait été réfléchie par le centre dans un autre nerf sensitif* (*Douleurs répercutées*, Gubler, Société de Biologie, décembre 1870); la sensation, rapportée à la périphérie, résulte simplement, nous le répétons, de ce que les éléments centraux récepteurs, excités d'une manière secondaire, par effets de voisinage, sont impressionnés absolument comme si l'excitation leur était venue par les voies ordinaires qui les mettent en communication avec la périphérie. Il faut donc renoncer dans ce cas à l'expression de sensation réflexe et adopter celle de *sensation associée* ou *synesthésie*....

C'est le fait de la localisation périphérique qui a porté à rapprocher ces phénomènes de ceux qui seuls méritent le nom de réflexes. Mais, on ne saurait trop insister sur ce fait, *il n'y a pas dans ces cas réflexion de l'excitation d'un nerf dans un autre nerf, il y a simplement extérioration de la sensation produite par l'entrée d'un centre en action*. C'est qu'en effet les sensations que la conscience localise à la périphérie se produisent d'ordinaire sous l'influence d'une action extérieure portée sur une partie déterminée de nos surfaces sensibles et amenée aux centres nerveux par des nerfs toujours également déterminés. Mais si une cause vient agir, non plus sur la périphérie de ces nerfs, mais sur un point quelconque de leur trajet, ou même sur leur extrémité centrale, nous percevons encore la sensation qui en résulte comme se produisant vers le point de la surface dont viennent les nerfs en question. Si l'on comprime brusquement le nerf cubital vers la partie postérieure du coude, dans la gouttière épitrochléo-olécrânienne, c'est vers l'extrémité cutanée de ce nerf, c'est-à-dire vers la partie interne de la main et surtout vers le petit doigt, que nous localisons l'impression douloureuse ainsi produite. Ce phénomène constitue ce qu'on nomme l'*extérioration* ou l'*excentricité des sensations*, c'est-à-dire que, quel que soit le point où le nerf est atteint, la sensation est toujours excentrique, et que, même quand le centre nerveux est directement excité, c'est dans l'extrémité périphérique du nerf sensitif, en rapport avec ce centre, que nous localisons les sensations.... Tel est, dans le cas d'excitation du tronc nerveux lui-même, le mécanisme du phénomène bien connu sous le nom d'*illusion des amputés* : sous l'influence d'une pression, d'un choc porté sur son moignon, l'amputé éprouve une douleur qu'il localise dans une partie périphérique du membre qui lui a été enlevé. »

De tout ce qui précède, il résulte, pour nous, que la théorie de Gubler est éminemment anti-physiologique. Nous la repoussons donc avec la conviction que l'étude des synalgies implique une tout autre interprétation. Serait-ce alors la suivante ?

D'un point A de la surface cutanée part une impression douloureuse, conduite par un tube nerveux à la cellule de l'axe gris médullaire dans laquelle vient se jeter ce tube. De cette cellule, que nous appellerons A', l'impression gagne, par la voie ordinaire, le globule de l'*intellectorium commune* qui la perçoit comme siégeant au point A. Jusqu'ici, rien de plus normal. Mais il peut arriver que, pour des motifs indéterminés, il s'échappe de la cellule A' une partie du mouvement qui l'a impressionnée : ce courant dérivé ira exciter une autre cellule, B', de la substance grise de la moelle épinière, par le moyen des anastomoses ou des fibres commissurales qui la réunissent à A'. Ce sera, pour lors, comme si l'excitation eut porté sur le point B où se trouve la terminaison périphérique du tube sensitif dépendant de la cellule B'. De cette dernière, le courant dérivé montera au cerveau qui percevra la douleur secondaire comme si elle fut venue du point B de la périphérie et le sujet éprouvera, par conséquent, deux douleurs, l'une en A (point irrité), l'autre en B (point sympathique).

Une explication de ce genre nous fait envisager la moelle épinière comme un simple conducteur de la sensibilité, considération qui a pour elle les données les plus certaines de la physiologie. Puis elle est basée sur la perception consciente du cerveau et la loi des manifestations excentriques, deux choses qui paraissent absolument établies. Enfin, vu qu'il existe des synalgies ascendantes et des synalgies descendantes, elle nous amène encore à l'*indifférence conductrice* de l'axe gris médullaire et de ses fibres commissurales, ce qui est loin, cette fois, d'être en désaccord soit avec l'expérimentation physiologique, soit avec l'observation clinique. Aussi voyons-nous H. Hallopeau, dans son article sur les *Névralgies*, exposer une interprétation très analogue des irradiations douloureuses. « L'intervention spinale, — dit-il, — est surtout nécessaire pour expliquer le développement des névralgies qui reconnaissent manifestement pour cause une lésion plus ou moins distante du nerf affecté, telles que, par exemple, les névralgies du trijumeau provoquées par la blessure d'un nerf périphérique (Swan, Denmark, Anstie), par une cicatrice ou par une carie dentaire, les névralgies sciatiques, lombaires et intercostales symptomatiques d'affections utérines ou consécutives à l'orchi-épididymite (Mauriac), les sciatiques blennorrhagiques (Fournier), ou enfin les névralgies intercostales liées à la congestion pulmonaire et aux traumatismes des parois thoraciques (A. Ollivier).

On explique généralement ces faits de la manière suivante : les excitations centripètes parties de l'organe malade sont transmises d'abord aux noyaux des nerfs qui en émanent, puis à d'autres noyaux plus ou moins éloignés, et elles provoquent dans ces derniers une modification qui se traduit symptomatiquement par des douleurs sur le trajet des nerfs qui y aboutissent; c'est ainsi, par exemple, qu'une excitation partie de l'utérus, et d'abord transmise dans la moelle lombaire aux noyaux d'origine des nerfs de cet organe, se propage, probablement par voie anastomotique, aux noyaux des autres nerfs lombaires ou dorsaux et donne lieu aux symptômes d'une névralgie lombaire ou intercostale; l'excitation initiale peut n'être pas sentie (A. Tripier). Cette interprétation est certainement la plus vraisemblable pour un certain nombre de cas, mais il faut se garder de la trop généraliser. Parmi les faits mêmes que nous venons d'indiquer, il en est plusieurs pour lesquels on peut invoquer une autre explication. Il est fort possible, par exemple, qu'une partie des névralgies lombaires et sciatiques provoquées par les affections de l'utérus et des testicules soient dues à la compression des nerfs correspondants par les ganglions lombaires ou pelviens tuméfiés, et de même, les névralgies du trijumeau liées à la menstruation peuvent être attribuées avec vraisemblance à une congestion du nerf et à l'éréthisme nerveux que provoquent les affections utérines. » (1)

Plus loin, cet auteur revient à la même théorie. « Nous savons déjà, — dit-il encore, — quelle est, selon toute probabilité, la cause prochaine des irradiations douloureuses : les excitations parties de la périphérie gagnent d'abord les cellules en rapport avec les fibres sur lesquelles elles ont porté primitivement, puis elles se pro-

(1) *Dict. de Jaccoud*, t. XXIII (1877), p. 709.

pagent aux cellules voisines et il en résulte l'extension des douleurs aux rameaux qui viennent y aboutir; elles parviennent enfin aux noyaux d'autres nerfs, plus ou moins éloignés, qui sont à leur tour le siége de douleurs. Des recherches récentes de Pierret permettent de mieux comprendre ce mécanisme : jusqu'à ce moment, en effet, c'était par hypothèse que l'on admettait l'existence dans la moelle de noyaux sensitifs analogues aux noyaux moteurs; il était difficile de les localiser dans les cornes postérieures, car on savait que ces parties ne renferment que fort peu de cellules nerveuses; Pierret parait avoir démontré qu'ils sont représentés par les amas de cellules nerveuses connus sous le nom de *colonnes de Clarke*; on ne saurait guère douter, en effet, que ces colonnes ne soient en relation avec les fibres sensitives si, comme l'affirme Pierret, elles se continuent manifestement dans le bulbe avec le noyau du trijumeau et si elles présentent, en commun avec lui, des particularités de structure qui les distinguent des autres groupes cellulaires; ces noyaux paraissent d'ailleurs présenter les uns avec les autres des communications anastomotiques qui permettent de concevoir comment les excitations centripètes se propagent de l'un à l'autre et provoquent ainsi des irradiations douloureuses. Il va sans dire que, dans la grande majorité des cas, la modification dont ces douleurs irradiées sont l'expression est purement fonctionnelle et qu'elle disparait avec le paroxysme pendant lequel elle s'est produite. Il semble cependant que, dans certains cas, le processus irritatif auquel est lié la névralgie puisse se propager d'un noyau à un autre et poursuivre son évolution; il ne s'agit plus alors de simples irradiations, mais d'une extension de la maladie elle-même à d'autres parties; c'est ainsi que l'on voit les symptômes d'une névralgie occipitale venir s'ajouter d'une manière persistante à ceux d'une névralgie faciale. » (1)

Cette théorie, plus vraisemblable que les précédentes, pourrait, à la rigueur, être soutenue si les impressions douloureuses s'irradiaient toujours à de faibles distances, du centre gris spinal du nerf excité sur le centre gris d'un nerf rachidien voisin, — ou suivaient, dans leur propagation, une marche analogue à celle des réflexes médullaires, — si la coordination et la régularité qu'on remarque dans ces derniers phénomènes (soumis, on le sait, aux *cinq lois* de l'*intensité*, de l'*unilatéralité*, de la *symétrie*, de l'*irradiation* et de la *généralisation*) se faisaient, en quelque sorte, également remarquer dans la distribution des douleurs sympathiques et des névralgies secondaires, car, en somme, il est permis de supposer qu'il se passerait, dans ces circonstances, quelque chose de semblable. Entre l'irradiation d'une vibration qui se transmet d'une cellule sensitive à une cellule motrice et celle qui s'étend de cette même cellule sensible à une autre de même nature, on peut établir un certain rapprochement. On est donc alors en droit de se demander pourquoi, au lieu de se jeter tout d'abord, régulièrement et invariablement, sur un centre rachidien voisin, contigu, un mouvement central de la moelle épinière va se communiquer à une autre masse centrale, souvent très éloignée de celle qui a reçu l'impression initiale, et cela sans exciter nullement les parties grises intermédiaires. Pourquoi, par exemple, l'excitation d'une région grise de la moelle lombaire ira-t-elle retentir dans une région de la moelle cervicale, comme on l'observe pour certaines synalgies, plutôt que de faire entrer en action une autre partie grise, lombaire ou dorsale, immédiatement juxtaposée et qui semble en relations anatomiques plus directes et plus intimes?

(1) *Dict. de Jaccoud*, t. XXIII (1877), p. 772.

Cette excitation à distance d'un centre spinal par un centre spinal souvent très éloigné du premier s'effectuerait-elle au moyen de fibres commissurales, reliant longitudinalement, par un trajet en arc, les divers étages de l'axe gris de la moelle? Mais il n'est pas inutile de se rappeler les expériences qui consistent à couper transversalement toute la moelle épinière à l'exception des faisceaux blancs postérieurs (qui jouent surtout le rôle de commissures longitudinales), — ou bien à couper ces faisceaux postérieurs en respectant le reste de la moelle. Dans la première expérience, on constate l'*abolition complète de la sensibilité à la douleur*, tandis que, dans la seconde, cette sensibilité est conservée. Les fibres commissurales en arc des cordons postérieurs seraient donc inaptes à conduire les impressions douloureuses. D'ailleurs, longues (*cordon de Goll*) ou courtes (*cordon cunéiforme* ou *de Burdach*), ces fibres paraissent avoir d'autres fonctions : elles serviraient, d'après Schiff, à transmettre les impressions tactiles proprement dites; elles serviraient aussi (fibres commissurales courtes du cordon externe de Burdach) à associer et coordonner les réflexes tactiles qui entrent en jeu dans les mouvements de la marche, de la course, etc.; enfin, H. Beaunis (1) serait porté à admettre que les fibres des cordons de Goll conduisent aux centres bulbaires des mouvements généraux du la station, de la marche et de la course, les impressions sensitives nécessaires à la coordination de ces mouvements.

Pour terminer le rapide examen de cette *théorie de l'irradiation douloureuse intra-médullaire* s'exerçant entre les divers noyaux gris où aboutissent les racines postérieures des nerfs rachidiens, noyaux qui, selon Pierret, sont représentés par les amas de cellules nerveuses con-

(1) *Loc. cit.*, t. II, p. 1280-1287.

stituant les colonnes de Clarke, nous citerons encore le passage suivant, emprunté pour la circonstance à un auteur (1) dont l'opinion, en pareille matière, donnera un plus grand poids à notre prochaine conclusion.

« Les racines postérieures, — dit M. M. Duval, — ne vont pas, comme on le croyait tout d'abord, aux cellules de la tête des cornes postérieures ; elles contournent ou traversent directement cette tête, pour aller vers le col de la corne postérieure. Comment se comportent-elles ensuite ? C'est là une question qu'il est encore impossible de résoudre, si l'on ne veut se contenter de ces résultats hypothétiques d'une anatomie de commande, faite *a priori* pour répondre aux besoins de la physiologie.... D'autre part, faut-il admettre des fibres qui suivraient un trajet ascendant jusque vers les centres perceptifs ou encéphaliques ? Mais quel anatomiste a pu suivre et démontrer le trajet de fibres semblables ? Pour montrer combien les descriptions de ce genre sont encore hypothétiques, nous citerons seulement les résultats auxquels est arrivé Pierret, un des anatomistes les plus autorisés en ce genre de recherches : d'après Pierret, les fibres sensitives des racines postérieures des paires nerveuses lombaires et dorsales se rendraient dons les colonnes de Lockart Clarke ; mais alors il faudrait admettre que les fibres sensitives lombaires ne trouvent leur centre d'origine qu'au-dessus du renflement lombaire lui-même, puisque les colonnes de Clarke n'existent chez l'homme que dans la région dorsale de la moelle épinière ; et que dire de la moelle des animaux chez lesquels on ne trouve pas de colonne de Clarke et dont cependant les racines postérieures sont incontestablement des racines sensitives ? Quant aux fibres sensitives des paires nerveuses cervicales, elles se rendraient dans une série de noyaux

(1) Mathias Duval, *in* art. *Nerfs* du *Dict. de Jaccoud*, t. XXIII (1877), p. 486-487.

échelonnés dans le bulbe, au-dessous des noyaux du trijumeau, c'est-à-dire, dit Pierret, dans le ganglion restiforme. Cette dernière conclusion paraît être plutôt le résultat d'inductions basées sur l'anatomie pathologique que sur des faits rigoureusement empruntés à l'anatomie normale. Or, si dans le *tabes dorsualis*, principalement invoqué par cet auteur, la lésion spinale, qui évolue dans le domaine des *zones radiculaires postérieures*, se complique de dégénérescence des colonnes de Clarke et des ganglions restiformes, ce fait ne suffit pas pour démontrer que ces masses ganglionnaires soient le centre des fibres sensitives, car on trouve aussi dans ces cas un certain degré de dégénérescence d'une partie des masses grises des cornes antérieures. Nous préférons donc, pour le moment, avouer notre ignorance sur les relations complexes que les fibres radiculaires postérieures peuvent présenter avec les diverses parties grises et blanches de l'axe nerveux médullaire; l'étude physiologique des voies conductrices de la sensibilité dans la moelle, montre combien ces réserves sont légitimes. »

Ainsi, au point de vue anatomique aussi bien qu'au point de vue physiologique, rien ne nous autorise à supposer que les irradiations douloureuses ont lieu d'abord dans la moelle épinière et ne sont perçues qu'ultérieurement par le cerveau. Nous devons, au contraire, pour rester dans la vraisemblance, considérer l'axe rachidien comme un simple organe de transmission des impressions qui doivent arriver aux centres perceptifs conscients. Il est vrai que cet organe est complexe et qu'il règne encore beaucoup d'obscurité sur les voies de conduction sensitive dans son intérieur, mais, comme le dit Vulpian, il est probable qu'à l'état normal, la moelle épinière étant intacte, les impressions suivent constamment une certaine route, toujours la même; si leur route habituelle est coupée ou rendue impossible par une lésion quelconque, la transmission se poursuit sans doute par des chemins de traverse, jusqu'à ce que, par l'intermédiaire de ces voies nouvelles, les impressions puissent regagner leur route ordinaire, à une distance plus ou moins grande des points où elles ont dû la quitter. C'est de la sorte que, particulièrement, les impressions douloureuses parviennent aux centres encéphaliques : parties de nos surfaces sensibles, les excitations odynopoétiques arrivent dans la substance grise de la moelle épinière et s'y propagent suivant un trajet plus ou moins direct, probablement invariable pour chaque impression transmise par un nerf déterminé, ce qui permet au cerveau de localiser cette impression ; s'il en était autrement, on ne voit pas trop comment pourrait s'effectuer la localision d'une douleur ou de toute autre sensation, à moins de supposer que le phénomène de l'extérioration dans une partie déterminée reconnait pour cause la longueur du chemin parcouru par l'impression et l'intensité corrélative de celle-ci, deux choses qui permettraient au cerveau de reconnaitre le point de départ de l'excitation qu'il perçoit. Mais cette dernière opinion me parait incapable de soutenir la plus légère discussion et ne mérite pas, je crois, d'être prise en considération.

En plus de tout ce qui vient d'être dit, ajoutons que l'examen des règles présidant à la distribution cutanée des douleurs sympathiques et la comparaison de ces règles avec les lois de l'irradiation réflexe médullaire proprement dite ne nous portent guère à admettre, ce me semble, que l'irradiation sensitive ait lieu dans l'axe gris rachidien.

IV. — L'analyse des théories que nous avons exposées

jusqu'ici nous laisse, — qu'on me passe l'expression, — *au seuil de l'encéphale*, sans une explication plausible des synesthésies et, partant, des synalgies.

Pénétrons donc sous la voûte crânienne. Là, une série d'organes importants s'offrent encore à nos investigations. Parmi eux, le *bulbe rachidien* est un des premiers qui doivent attirer notre attention. Nous trouvons, en effet, dans cette portion de l'axe cérébro-spinal, des noyaux gris représentant les centres d'origine ou d'afférence des nerfs bulbaires, noyaux manifestement en rapport direct avec les racines de ces nerfs et plus distincts que ne le sont les parties analogues de la moelle épinière. Les centres des nerfs bulbaires, souvent très voisins les uns des autres, se coudoient, pour ainsi dire, et peuvent être reliés entre eux par des commissures au moyen desquelles l'excitation de l'un se transmet à l'autre. Mais, en admettant que cette disposition anatomique permette d'expliquer certaines irradiations sensitives, limitées au domaine des nerfs bulbaires ou même de ceux-ci et des premiers nerfs rachidiens cervicaux, elle ne saurait évidemment fournir une interprétation générale des synalgies. D'ailleurs, suivant les données physiologiques actuelles, corroborées par l'observation anatomo-clinique, les noyaux gris du bulbe représentent des centres réflexes particuliers, comme ceux que Cl. Bernard, Chauveau, Masius, Giannuzzi, Büdge, etc., ont déterminés dans la moelle épinière, — et la transmission des impressions qui, causes ou non de réflexes extra-cérébraux accessoires, parviennent aux centres de perception consciente, s'effectue dans le bulbe rachidien par des voies qui, à l'état normal, sont très probablement toujours les mêmes, bien qu'il y ait presque impossibilité, « d'après les expériences physiologiques, à localiser exactement dans le bulbe les conducteurs des impressions sensitives. » (1)

(1) H. Beaunis, *loc. cit.*, t. II, p. 1300.

Nous ferons de semblables remarques au sujet de la *protubérance annulaire*, « dont la physiologie se confond sur beaucoup de points avec celle du bulbe », et même à propos des *pédoncules cérébraux*. Ces derniers peuvent être envisagés surtout comme de volumineuses commissures cérébro-spinales et cérébro-cérébelleuses.

Relativement aux *couches optiques*, il est d'un grand intérêt de rappeler ici que *le faisceau externe de l'étage inférieur* (ou pied) *des pédoncules cérébraux*, faisceau composé de fibres centripètes provenant de la partie sensitive des pyramides antérieures du bulbe rachidien et contenant les fibres de sensibilité générale et spéciale pour le côté opposé du corps, *se rend à la substance corticale des hémisphères cérébraux*. Il est douteux, — dit H. Beaunis (1), à qui nous empruntons ces détails, — que les fibres de ce faisceau externe se mettent, dans leur trajet, en rapport avec la substance grise de la couche optique. Si l'indépendance de ces fibres vis-à-vis cette dernière se trouve démontrée, il en résultera que toutes les impressions sensitives ne traverseront pas nécessairement les divers « noyaux isolés » de la couche optique pour y être « travaillées par l'action métabolique propre » des cellules nerveuses de ce ganglion cérébral et en sortir « *spiritualisées* en quelque sorte », avant d'arriver à l'écorce du cerveau. Les couches optiques ne seraient plus « les seules et uniques portes ouvertes par lesquelles passent toutes les incitations du dehors destinées à servir de *pabulum vitæ* à ces mêmes cellules corticales, et les seuls moyens de communication par lesquels les régions de l'activité psychique entrent en conflit avec le monde extérieur. » (2)

Après avoir noté le trajet intra-cérébral des fibres pé-

(1) *Loc. cit.*, t. II, p. 1337.

(2) J. Luys : *Le cerveau et ses fonctions*, 6e édition, 1888, p. 33.

donculaires dont il vient d'être question, nous ajouterons encore, avec H. Charlton Bastian (1), que les relations anatomiques des couches optiques sont, jusqu'ici, aussi incertaines que leurs fonctions. L'obscurité qui entoure celles-ci, ne justifie même pas l'une des plaisantes comparaisons de M. le Dr Chapoy (2). Nous ne pouvons donc, en l'absence de notions suffisantes, considérer la couche optique comme un centre où se produiraient *(noyau médian)* les irradiations sensitives des impressions dolorifères.

Les fonctions un peu mieux connues des *corps striés*, des *tubercules quadrijumeaux* et du *cervelet* nous dispensent de nous arrêter à ces organes plus spécialement liés aux actions de motricité réflexe ou volontaire, à la coordination des mouvements.

La marche ascendante que nous avons suivie jusqu'alors nous conduit en dernier terme au vaste centre formé par la *substance grise corticale des hémisphères cérébraux*. Là, nous trouvons le siége incontestable de tous les phénomènes psychiques de la *sensibilité*, de l'*instinct*, de l'*intelligence* et de ce qu'on est convenu d'appeler la *volonté*. La *perception* des impressions périphériques et autres, *avec conscience et mémoire*, ne se produit pas ailleurs, du moins chez les animaux supérieurs et surtout chez l'homme. Enfin la partie grise des circonvolutions

(1) *Le cerveau, organe de la pensée chez les animaux et chez l'homme*, 1882 : t. II, p. 87.

(2) « Entre l'administration (*moelle épinière*), en relations directes avec le pays, et réglant un grand nombre d'affaires, et le gouvernement (*cerveau*) qui ne s'occupe que des plus importantes, se trouvent les *corps striés*, c'est-à-dire la Chambre des députés, centre des mouvements par excellence, et les *couches optiques* qui représenteront, si vous le voulez bien, le Sénat, puisque leur rôle, je dois l'avouer, n'est pas encore démontré clairement et, partant, est très discuté. On s'accorde bien à reconnaître que toutes les impressions y arrivent, mais on ne sait au juste si elles y sont parfaitement interprétées. » Dr Chapoy : *Les phénomènes de l'attention*, causerie physiologique (*Mémoires de la Société d'émulation du Doubs*, 5e série, 9e volume, 1885).

cérébrales est, avant tout et par excellence, un *centre d'irradiations* (sensitives et idéo-motrices) qui, à l'état de veille, font entrer en activité les diverses régions de ce centre.

Condition première et *sine quà non* de la vie psychique, les irradiations intra-corticales sont aussi, pour nous, les véritables causes des sensations associées. Cette opinion est aujourd'hui partagée par un grand nombre de physiologistes et nous pouvons la considérer comme quelque chose de plus qu'une simple hypothèse.

Examinons donc, en nous plaçant à ce point de vue, *quel est le mécanisme générateur d'une synesthésie, d'une synalgie.*

D'un coup d'aiguille, par exemple, je pique un endroit déterminé de la surface cutanée, L'impression, plus ou moins douloureuse, qui naît de la piqûre se transmet au cerveau (couche grise des hémisphères) en suivant un chemin qui est toujours le même pour la même région d'où part l'impression. L'immutabilité de la voie que parcourt celle-ci nous semble effectivement nécessaire au phénomène subséquent de localisation.

Parvenue au centre cérébral qui est en relation avec le point irrité (par le moyen d'un filet nerveux particulier, d'une partie correspondante de la moelle épinière, etc.), l'excitation douloureuse se répand dans les éléments de ce centre. Que se passe-t-il alors? Il n'est pas facile de répondre avec certitude. Mais, probablement, la cellule nerveuse qui reçoit le mouvement moléculaire venu de la périphérie du corps subit une modification dans son propre état moléculaire. Cette modification vraisemblable et dont nous ignorons encore la nature, atteint sans doute le protoplasma de la cellule, ou mieux le réticulum fibrillaire (M. Schultze, J. Luys) de ce protoplasma qui tend à s'agglomérer vers le noyau doué lui-même d'une apparence radiée et contenant un nucléole divisible à son tour en filaments secondaires (1). Dans tous les cas, le globule nerveux qui entre ainsi en activité devient le siége de phénomènes physico-chimiques, s'échauffe (expériences de Schiff et de Broca) en même temps qu'augmentent la phase désintégrative (2) de sa nutrition et l'afflux sanguin au voisinage. C'est dans la succession de ces actes intra-cellulaires, ayant toujours une certaine durée, que consistent la *perception* et la *conscience*. Alexandre Herzen (3) a récemment établi la *loi physique* de cette dernière. Pour ce physiologiste, « *la conscience est liée exclusivement à la désintégration fonctionnelle des éléments nerveux centraux; son intensité est en proportion directe de cette désintégration et, simultanément, en proportion inverse de la facilité avec laquelle chacun de ces éléments transmet à d'autres la désintégration qui s'empare de lui et avec laquelle il rentre dans la phase de réintégration* ».

Revenons à notre cellule corticale. Excitée par l'intermédiaire du cylindre-axe qui lui a conduit l'impression douloureuse périphérique, *elle perçoit consciemment une douleur*. Mais ses fonctions ne se bornent pas à donner au *moi* la simple notion d'une sensation. Notre globule psychique, — comme d'ailleurs tous ceux qui ont les rapports les plus directs avec la périphérie et comme ceux-là seulement, — ayant appris par expérience, si l'on peut ainsi parler, à quelle partie déterminée du corps il est spécialement relié, reporte toutes les excitations qu'il reçoit à cette seule partie : *il localise donc la douleur au point irrité*. Mais encore

(1) Voyez J. Luys, *loc. cit.*, p. 15.

(2) Cette désorganisation est suivie nécessairement et pas à pas de réparation, — sans quoi la vie serait la mort. (A. Herzen.)

(3) *Le cerveau et l'activité cérébrale au point de vue psycho-physiologique*; Paris, 1887.

faut-il, — et cela paraît de toute nécessité pour éviter une *erreur de localisation*, — que le point irrité se trouve à l'extrémité extérieure du tube nerveux centripète chargé de conduire l'impression. (1)

Par ce qui précède, nous avons essayé de nous rendre compte de la manière dont s'effectue la perception consciente et extériorée de la douleur initiale d'une synalgie. Il va de soi que toute sensation analogue, je veux dire résultant d'une impression portée à la surface de nos membranes sensibles, de nos conducteurs nerveux périphériques, est perçue de la même façon. Il nous reste à voir comment se produit la sensation ou la douleur sympathique, également extériorée.

Fixons d'abord les idées en appelant P le centre cérébral ou, pour plus de simplicité, *le globule nerveux qui est excité par la douleur du point irrité*. Ce globule n'est pas isolé au milieu des 600 millions environ de cellules qui forment la substance grise de l'écorce du cerveau. Au contraire, il est uni à un certain nombre d'entre elles au moyen de prolongements qui semblent composés d'un faisceau de fibrilles très fines et pourraient être rapprochés du cylindre-axe des tubes nerveux. Mais ces prolongements se ramifient rapidement dans les espaces intercellulaires et constituent, en réalité, de véritables anastomoses qui, au sein de la névroglie, mettent en communication les globules voisins. Or, parmi les éléments gris de la psychicité, il faut distinguer physiologiquement au moins trois grandes couches ou groupes de cellules : l'une de ces couches est composée de *cellules*

(1) Le phénomène de l'*extérioration*, de la *localisation des sensations* est certainement une affaire d'expérience, d'habitude, d'éducation, mais il n'est peut-être pas *une simple propriété* des cellules nerveuses de la psychicité : il se pourrait qu'il résultât de l'action multiple et subséquente de plusieurs globules excités secondairement par celui de la perception primitive et donnant naissance à un acte intellectuel nécessaire. « L'intelligence, — dit F. Paulhan (*La physiologie de l'esprit*), — joue un rôle dans toutes les sensations dont nous avons conscience. »

perceptives et reçoit tous les conducteurs centripètes de la périphérie ; l'autre renferme les *cellules de décharge extérieure*, dont sont formés les *centres d'action volontaire* et les *centres d'arrêt* pour les manifestations extra-cérébrales ; enfin, entre ces deux couches, existe le vaste groupe des *cellules psychiques proprement dites*, ou *cellules intermédiaires*, qui nous paraissent être le siège des *images*, des *idées*, des *jugements*, des *raisonnements*, *sentiments*, *émotions*, *passions*, tous phénomènes naissant à la suite d'une ou de plusieurs sensations fournies par les cellules perceptives et aboutissant le plus souvent soit aux *actes* dits *volontaires*, qui intéressent alors les cellules de décharge extérieure, soit aux *actes d'arrêt* ou *inhibitoires* (intra ou extra-cérébraux). Il est donc infiniment probable que le globule P contracte, par ses prolongements fibrillo-protoplasmiques, des relations plus ou moins intimes avec telle ou telle série de cellules intermédiaires, voisines, chargées d'élaborer la sensation qu'il leur apporte. Cette disposition permet de concevoir que toute perception consciente soit accompagnée ou plutôt suivie d'une opération intellectuelle de complexité variable. A son tour, cette dernière nous prouve que le mouvement moléculaire communiqué à P et sans doute modifié dans ce globule perceptif, ne s'éteint pas en lui et gagne le plus souvent, sinon toujours, les cellules intermédiaires au sein desquelles il poursuit son évolution. Le fait est important, mais il ne suffit pas à nous donner la clef du phénomène des sensations associées. Pour qu'une sensation en détermine régulièrement une autre, de telle sorte que la sensation secondaire soit intimement liée à la production de la première, il paraît nécessaire, en effet : 1° que le centre de la sensation initiale puisse influencer, exciter le centre de l'autre ; 2° qu'il puisse le faire sans exciter fatalement toute une série de centres perceptifs le séparant de celui de la sensation sympathique. C'est ce que M. Mathias Duval exprimait en disant : « *Toujours les irradiations se font entre centres voisins : la contiguïté est nécessaire.* » (1)

Nous sommes donc obligés d'admettre que P (cellule perceptive) est unie à une autre cellule du même genre, — indépendamment de ses relations avec les globules intermédiaires, — au moyen de prolongements intercellulaires. Si ce détail anatomique n'est point parfaitement démontré, il est du moins assez probable. Pour J. Luys (2), les cellules nerveuses cérébrales, disposées en zones régulièrement stratifiées les unes au-dessus des autres, « sont juxtaposées les unes à côté des autres, et se donnent en quelque sorte la main », tout comme elles s'anastomosent avec celles d'une zone supérieure ou celles d'une zone inférieure. Or les *petites cellules pyramidales*, qui constituent la couche grise la plus superficielle de l'écorce du cerveau, présentent également cette disposition. En même temps que cela, nous rappellerons l'opinion du médecin de la Charité sur les fonctions de de ces petites cellules pyramidales, — opinion que nous acceptons à défaut d'une meilleure. « D'autre part, — dit-il, — au point de vue de la signification physiologique de certaines zones, et du mode de répartition de la sensibilité et de la motilité entre elles, il est permis, en s'appuyant sur les lois de l'analogie, de supposer que les régions sous-méningées occupées principalement par les petites cellules doivent être surtout en rapport avec les phénomènes de la sensibilité, tandis que les régions profondes occupées par des groupes de grosses cellules peuvent être principalement considérées comme régions d'émission des phénomènes de la motricité.

(1) Voyez *La Tribune médicale* du 8 février 1880 : *Cours auxil. de physiologie.*

(2) *Loc. cit.*, p. 19.

En effet, en appliquant à cette question les données qui sont acquises pour l'étude de la moelle épinière, et qui nous montrent par exemple que là où il y a des petites cellules, il se passe des phénomènes de sensibilité (cornes postérieures) et que là au contraire où il y a des grosses cellules, ce sont des phénomènes de motricité qui se développent (cornes antérieures), — il est rationnel, dis-je, de voir des équivalences physiologiques là où il y a des équivalences morphologiques, et de considérer, ainsi que nous avons essayé de l'établir, les régions sous-méningées des petites cellules de la substance corticale comme étant la sphère naturelle de la diffusion de la sensibilité générale et spéciale et, partant, le grand réservoir commun de toutes les sensibilités réunies de l'organisme. Et, d'un autre côté, on peut considérer les zones profondes comme étant les centres d'émission et de préparation des incitations de la motricité. » (1)

Nos *cellules perceptives* appartiendraient, par conséquent, à la *couche grise la plus superficielle de l'écorce cérébrale*; elles en formeraient au moins une grande portion et présenteraient trois sortes de connexions : 1° elles seraient en rapport (par le cylindre-axe d'un tube nerveux) avec chacune des parties sensibles de notre corps, — 2° avec d'autres cellules perceptives, — 3° avec les cellules psychiques proprement dites (ou intermédiaires).

Le globule P peut donc être anatomiquement relié à un globule, S, qui perçoit d'ordinaire les impressions venues du point sympathique (2). Nous comprenons alors que S soit susceptible de recevoir une excitation

(1) J. Luys, *loc. cit.*, p. 19-2).

(2) Pour plus de simplicité dans l'exposition de la théorie que nous présentons au lecteur, nous réduisons un centre perceptif à l'une de ses cellules nerveuses.

de P. Seulement, quand pareille chose arrive, S *n'extériore pas vers P, mais bien vers le point sympathique, par habitude acquise.* S se trouve, en effet, dans les conditions d'un employé de bureau télégraphique où ne parviennent que les dépêches d'une seule et même ville, de Lyon, par exemple. Supposez maintenant l'appareil récepteur de ce bureau en communication, par un fil, avec l'appareil récepteur d'un autre bureau télégraphique voisin et qui, lui, ne reçoit que les dépêches de Brest. Quand, par hasard, un télégramme parti de Brest, arrivé au bureau qui lui correspond, sera transmis, sans indication spéciale, au bureau récepteur des dépêches de Lyon, l'employé de ce dernier bureau, n'ayant qu'un seul appareil de réception pour son fil de Lyon et pour son fil *anastomotique*, ne pourra distinguer d'où vient la dépêche et, comme habituellement il ne lui parvient que des télégrammes lyonnais, il croira la recevoir de Lyon où il en reportera (extériorera) le point de départ, quoique celui-ci soit en réalité la ville de Brest. Dans cette comparaison, *Brest* représente le *point irrité* d'une synalgie dont *Lyon* est le *point sympathique*.

Tel est vraisemblablement le mécanisme suivant lequel naît une synesthésie. Mais pourquoi, — deux cellules perceptives étant réunies de la manière que nous avons indiquée plus haut, — l'excitation de l'une ne produit-elle pas fatalement l'excitation de l'autre, — pourquoi, en un mot, existe-t-il des personnes qui déclarent ne jamais éprouver de synalgies? On ne peut évidemment répondre en disant que ces personnes réfractaires manquent d'anastomoses entre leurs cellules perceptives, — car le fait anatomique en question paraît général. Pour donner là-dessus une explication satisfaisante il faudrait, avant tout, savoir en quoi consiste l'action nerveuse. Or, comme le remarque fort bien le professeur H. Beaunis, « nous ne savons jusqu'ici rien de positif sur la nature des actions nerveuses et sous ce rapport nous ne sommes guère plus avancés que les anciens physiologistes....

Dans l'état d'ignorance où nous sommes, — ajoute mon savant maitre,— la seule hypothèse à faire, c'est de considérer la substance nerveuse comme étant dans un état moléculaire particulier, instable, état moléculaire qui est modifié avec une grande facilité par les excitations provenant soit de l'extérieur, soit de l'organisme même. Ces modifications moléculaires peuvent consister soit en décompositions chimiques, soit plutôt en transformations isomériques, peut-être en toutes les deux, avec ce caractère que la modification moléculaire du point excité agit à son tour comme excitant sur les points voisins et ainsi de proche en proche. Chaque molécule nerveuse peut donc être regardée comme un réservoir de *forces de tension*, faibles dans un tube nerveux par exemple, considérables dans une cellule nerveuse. Excitée, cette molécule nerveuse dégage à l'état de forces vives une *certaine quantité* des forces de tension qu'elle possède, quantité déterminée par l'intensité de l'excitation et par une foule de conditions encore incomplètement étudiées. Ces forces de tension, dégagées à l'état de forces vives (chaleur? électricité? mouvement mécanique? etc.), agissent à leur tour sur les molécules voisines, et, si l'on admet la théorie de l'*avalanche* nerveuse de Pflüger, la quantité de forces vives dégagées dans la deuxième molécule est plus considérable que celle que l'excitation primitive avait dégagée dans la première, absolument comme dans une trainée de poudre qu'on enflamme à une extrémité. Dans cette hypothèse la substance nerveuse serait une véritable substance explosive. Mais il n'y a pas lieu d'en faire pour cela une substance à part gouvernée par des lois particulières. Ne trouve-t-on pas des exemples de substances explosives et par conséquent d'action hors de toute proportion avec l'excitation initiale en dehors des êtres vivants et jusque dans le monde inorganique? » (1)

En acceptant cette comparaison, nous pourrions dire que les *sujets synalgésiques* forment un groupe d'individus chez lesquels l'*explosion nerveuse* se produit, au moins dans certaines cellules perceptives, avec une intensité supérieure à l'ordinaire. Le dégagement des forces vives est alors tel, dans le globule P, que celles-ci tendent à s'échapper par toutes les voies. Or, ces voies sont de deux sortes : les unes, faciles, habituellement suivies par le courant nerveux et formées des anastomoses de P avec les cellules intermédiaires, laissent généralement passer le mouvement moléculaire engendré par l'excitation de P; les secondes, difficiles, mal frayées, constituées par les prolongements allant d'une cellule perceptive à une autre cellule perceptive, représentent les débouchés accessoires et ne s'ouvrent que sous un effort inaccoutumé, — ce qui a lieu, sans doute, chez le sujet synalgésique. Il ne serait pas impossible, cependant, que ces dernières voies fussent toujours parcourues, lors de l'état d'activité de P, par un courant dérivé, normal. Mais ce courant habituel n'exciterait pas suffisamment le globule S pour déterminer chez lui la désintégration nécessaire à la perception consciente et le sujet resterait ignorant de l'excitation trop légère de S : il n'y aurait pas sensations associées. En ce cas, supposons que le globule S présente une impressionnabilité extra-physiologique, un état moléculaire très instable : le faible courant qui s'effectue de P vers lui suffira, dans ces conditions, à mettre le feu à la poudre nerveuse de S et la dé-

(1) *Loc. cit.*, t. I, p. 570-571

flagration présentera l'intensité voulue pour être consciente. S devient ainsi le *locus minoris resistentiæ* dont j'ai parlé dans mon chapitre précédent, à propos de l'explication de Robert Whytt. Cet état particulier de certaines cellules perceptives, état ordinaire chez les sujets synalgésiques, pourrait être rattaché à une disposition innée ou acquise, à une nutrition spéciale des éléments nerveux, etc.

Essayons maintenant de rechercher les causes de quelques phénomènes constitutifs des synalgies. Et d'abord, *comment se fait-il que, dans la grande majorité des observations, on n'éprouve qu'une seule douleur au point sympathique?* Le globule P n'est-il donc lié qu'au globule S et nullement aux autres cellules de perception qui l'avoisinent et même l'entourent? Cela me semble peu probable et je crois, au contraire, que P est anastomosé avec plusieurs globules de même nature que la sienne. Seulement, pour expliquer l'action qu'il exerce sur l'un à l'exclusion des autres, on peut invoquer des relations plus intimes (proximité plus grande, échanges de prolongements cellulaires plus fréquents ou moins longs, plus gros, plus excitables, etc.) entre P et S ou bien l'impressionnabilité extra-physiologique, signalée plus haut, qui affecterait tout particulièrement S. Mais si, parmi les cellules perceptives formant l'entourage de P, il s'en trouve une seconde, une troisième, une quatrième, etc., placées vis-à-vis de P dans des conditions identiques ou à peu près à celles de S, — ce qui, d'après les observations consignées dans la première partie de ce travail, parait assez rare, — il se produira deux ou plusieurs douleurs sympathiques.

Suivant Pflüger et d'autres physiologistes (Marey, Tiegel), le mouvement nerveux augmente d'intensité au fur et à mesure qu'il se propage dans un nerf : il fait boule de neige (*théorie de l'avalanche*). En admettant que pareille chose se passe dans les anastomoses inter-cellulaires de l'écorce cérébrale, on aurait l'explication de ce fait que, souvent, l'élancement sympathique d'une première douleur l'emporte en intensité sur celle-ci. Mais alors, à moins de songer à un phénomène d'arrêt consécutif, j'avoue ne pas très bien voir pourquoi l'excitation qui s'est transmise de P à S et a développé dans cette dernière cellule un mouvement plus vivement perçu que dans P, ne continue point à se répandre de S sur une troisième cellule, de celle-ci sur une quatrième, et ainsi de suite. Il est vrai cependant que, pour un grand nombre d'irradiations névralgiques et peut-être aussi pour les synalgies à plusieurs points sympathiques, cette propagation de cellule en cellule semble réellement se produire au sein du tissu perceptif (1).

Les autres caractères de la sensation secondaire dans les synesthésies douloureuses (*pincement* assez faible, *picotement léger*, simple *frémissement*, *chatouillement*, *démangeaison*) s'interprètent difficilement par la théorie de l'avalanche. Ainsi, quand la douleur sympathique présente une de ces modalités, — plus rares, j'en conviens, que l'élancement vif, localisé et ponctiforme, — elle paraît s'étaler à la surface de la peau, mais perdre alors de sa vivacité et de sa pénétration en occupant une région plus étendue. Dans ces circonstances, les courants dérivés, qui ont pris naissance au moment d'une explosion trop violente à l'intérieur de P, semblent aller s'affaiblissant dans les cellules influencées, au lieu d'aller grandissant, comme cela devrait être d'après la théorie de Pflüger. Peut-être n'y a-t-il là qu'une affaire d'excitation

(1) « L'irradiation semble être une des conditions de la douleur. Une douleur très forte ne reste jamais localisée, et, retentissant sur l'organisme tout entier, semble augmenter en étendue à mesure qu'elle augmente en intensité. » Ch. Richet, *loc. cit.*, p. 297.

primordiale : tel mouvement moléculaire se propagerait facilement, tel autre aurait grande peine à s'étendre au-delà du centre nerveux plus directement impressionné (1).

On sait aujourd'hui que l'irritation très forte d'une cellule perceptive est capable de jeter dans une sorte de léthargie d'autres cellules perceptives. M. A. d'Arsonval en a fourni récemment (2) un nouvel exemple. Ayant regardé pendant quelques instants un arc voltaïque incandescent, le savant physicien devint sourd pendant une heure ou une heure et demie. Frappé de ce phénomène, M. d'Arsonval répéta l'expérience et les mêmes symptômes se reproduisirent. Ne serait-ce pas à une semblable action qu'il faudrait rapporter l'inefficacité et la singulière influence de l'électricité d'induction appliquée sur les points algogènes de certains sujets synalgésiques? (Voyez Chapitre II, p. 15-17).

Quand le centre P reçoit une série d'excitations assez rapprochées, il se fatigue et, finalement, cesse de percevoir, comme un muscle qui a trop travaillé cesse de se contracter. Cette fatigue nerveuse, due physiologiquement, selon Ranke, à l'action *épuisante* des produits de la désassimilation cellulaire, est commune à tous les éléments gris de l'axe cérébro-spinal. Elle a pour résul-

(1) La *théorie de l'avalanche de Pflüger* vise surtout la transmission du mouvement nerveux dans un nerf moteur. Quoiqu'elle paraisse vraisemblable en ce qui concerne la transmission motrice, elle n'a pas été admise par tous les physiologistes. Ch. Richet (*loc. cit.*, p. 296) croit que cette théorie est applicable aux nerfs sensitifs, mais, dit H. Beaunis, les expériences faites sur ces derniers sont encore très peu nombreuses et n'ont pu donner de résultats positifs.

— « La *quantité de mouvement* dégagée dans un centre nerveux en activité ou l'*intensité de la décharge nerveuse* varie suivant certaines conditions encore incomplètement connues. En général, elle augmente avec l'intensité de l'excitant : une faible excitation d'un centre moteur détermine de faibles mouvements ; une forte, des convulsions intenses. *Le mode d'excitation ou la nature de l'excitant paraît jouer aussi un rôle important, mais encore indéterminé.* » H. Beaunis, *loc. cit.*, t. I, p. 554-555.

(2) *Société de Biologie*, séance du 19 mai 1883.

tat de diminuer, d'anéantir même l'excitabilité et la décharge de ces éléments, ce qui devient une cause de sommeil naturel. Chacun peut remarquer sur sa propre personne la lenteur et la difficulté dont s'accompagne le travail excessif de l'intelligence (1). La fatigue tend à augmenter la durée de tous les actes psychiques (2). D'autre part, lorsqu'une irritation est portée d'une façon permanente sur un nerf, la perception de cette irritation est alternativement douloureuse et non douloureuse. « Ainsi, — dit Ch. Richet (3), — les corps étrangers des voies aériennes et de l'œsophage, quoi qu'il soit nécessaire de les regarder comme une cause irritative permanente, produisent des alternatives de spasme avec douleur et de repos relatif. Les anévrysmes de l'aorte, les tumeurs qui compriment les nerfs, agissent de la même manière. »

Ces notions sur la fatigue et l'intermittence dans l'activité des centres nerveux nous permettent d'expliquer le fait suivant, que j'ai souvent constaté. Si l'on excite fréquemment, dans un court espace de temps, le point irrité d'une synalgie, la douleur perçue au point sympathique va en s'affaiblissant à chaque nouvelle excitation, de sorte qu'il arrive un moment où l'on n'éprouve plus cette douleur. En effet, P devenant de moins en moins excitable, le mouvement moléculaire qui naît en lui est

(1) Le travail intellectuel intense serait suivi d'une augmentation constante de la quantité d'acide phosphorique éliminé par les urines (Mendel). Mais, chose curieuse, le sommeil, qui est pourtant l'état cérébral directement opposé à l'activité des centres nerveux, produirait également une excrétion considérable de phosphates et, dans l'excitation maniaque, aiguë ou subaiguë, la production d'acide phosphorique serait moins considérable que chez l'homme sain. La seule conclusion générale à tirer de ces faits singuliers, signalés par Mendel, est que l'activité et les altérations du cerveau ont une influence marquée sur la sécrétion de l'acide phosphorique. (Voyez Mathias Duval, art. *Nerfs* du *Dict. de Jaccoud*, t. XXIII, 1877, p. 531-532).

(2) Voyez, sur ce sujet, H. Beaunis, *loc. cit.*, t. II, p. 1363-1364.

(3) *Loc. cit.*, p. 333.

trop faible pour s'étendre à S. En outre, si le courant dérivé de P trouve en S une substance d'une extrême instabilité, la secousse ressentie par S épuisera d'autant plus vite ce dernier centre perceptif qu'elle aura été plus violente. Dans les deux cas, la douleur du point irrité pourra encore être perçue alors que celle du point sympathique aura déjà disparu.

J'ai également reconnu, on se le rappelle (p. 23), qu'un grattage ou une friction suffisante de la région sympathique peuvent, dans certaines circonstances, lorsqu'ils sont pratiqués après la production d'une première douleur répercutée, empêcher ultérieurement cette répercussion, mais pendant quelques instants seulement, si l'on répète l'expérience sans trop tarder. Il semblerait, ai-je ajouté, que les excitations portées sur cette région ont eu comme résultat de la rendre momentanément insensible à la douleur sympathique. La fatigue de S, tenant à la fois au premier ébranlement qu'a déterminé dans ce centre le courant venu de P et aux irritations (grattage, friction) qui lui sont arrivées de la périphérie (point sympathique) suffit à donner l'explication du phénomène. Cependant les opinions de Goltz, de Cyon ou de Schlosser sur les actions d'arrêt indiqueraient peut-être une autre interprétation. Les excitations du point sympathique agiraient alors sur S en diminuant son excitabilité, — parce qu'elles ont une origine différente de celle des excitations qui lui parviennent par l'intermédiaire de P (Goltz), — parce qu'il y aurait *interférence* d'ondes d'excitation chez S (Cyon), — ou, plus simplement, parce que les irritations du point sympathique produiraient, dans S, des mouvements antagonistes de ceux qui s'échappent de P (Schlosser).

Toutes les considérations auxquelles nous nous sommes livrés jusqu'ici sur la *théorie centrale* ou *cérébrale des synalgies* sont évidemment plus ou moins hypothétiques. Mais, dans l'état actuel de la science, ces conceptions nous paraissent les mieux autorisées. Elles ont surtout, à nos yeux, le mérite de s'appliquer à la très grande majorité, pour ne pas dire à la totalité des faits observés. Quant à la théorie qu'elles embrassent, on peut la résumer en ces termes dans ce qu'elle a d'essentiel : *les synesthésies, les synalgies et les irradiations névralgiques constituent des phénomènes conscients, d'ordre psychique, et résultent de l'action d'un centre perceptif sur un autre centre perceptif, voisin, avec lequel il présente nécessairement des rapports intimes.*

Nous allons bientôt voir les conséquences importantes qui découlent de cette *théorie cérébrale*. Seulement, avant de passer à leur examen, je tiens à déclarer que je n'ai pas la prétention d'avoir exposé une interprétation définitive. L'explication proposée dans ce chapitre me semble plus vraisemblable que toute autre et, par suite, préférable, mais il est possible qu'il en surgisse une meilleure quand nos faibles connaissances sur l'activité nerveuse se seront étendues. C'est à l'avenir de mettre en relief le grain de vérité que renferme sans doute la théorie des irradiations intra-cérébrales, invoquée ici pour rendre compte de phénomènes incompréhensibles sans elle.

CHAPITRE XI

Conséquences de l'étude des synalgies et des synesthésies. — Voisinage, contiguïté des centres perceptifs. — Signification des synalgies transversales. — Localisations perceptives dans le cerveau (Ferrier, Munk). — Configuration irrégulière des zones perceptives. — Centres d'algésie et centres psycho-sensoriels. — Utilité pratique de la connaissance des synalgies et des synesthésies : exemples. — Synesthésies et synalgies à type viscéral. — Pseudo-synalgies et pseudo-synesthésies.

Lorsque, dans certaines circonstances, l'excitation

d'un centre perceptif déterminé produit régulièrement et fatalement celle d'un autre centre perceptif, toujours le même, — comme cela se présente dans les synalgies, — non seulement on doit admettre des relations intimes entre ces deux centres, mais aussi leur voisinage, leur contiguïté. C'est l'opinion de M. Mathias Duval (nous l'avons déjà dit) et c'est également la nôtre. Il serait, en effet, difficile de comprendre comment une impression, parvenue aux cellules nerveuses qui, dans la substance corticale du cerveau, sont destinées à la recevoir, voyagerait ensuite au travers d'une série d'autres cellules perceptives, sans éveiller chez elles aucune sensation, jusqu'au moment où s'offrirait enfin le centre sympathique, but singulier d'un mouvement intra-globulaire non moins singulier. Je sais bien qu'on pourrait alléguer l'existence de *fibres commissurales* (arciformes) formant traits d'union entre les couches grises de deux circonvolutions cérébrales, entre deux centres séparés par un ou plusieurs centres différents. Mais il faudrait commencer par démontrer que ces *fibres d'association* réunissent des globules perceptifs, ce dont nous sommes fort peu convaincus. Nous pensons plutôt que les fibres arciformes relient soit les cellules intermédiaires, soit les cellules de décharge extérieure, entre lesquelles sont interposées d'autres masses globulaires. Tant que l'anatomie microscopique ne nous aura pas appris d'où naît la fibre commissurale en question et où elle aboutit, à quel élément nerveux de l'écorce hémisphérique elle appartient; — tant que la physiologie (venant en aide à l'anatomie, par l'application de la *méthode Wallérienne*) n'aura pas découvert les fonctions de cette commissure intra-cérébrale, — il n'y a pas lieu, je crois, de la faire intervenir dans une explication qui s'en passe facilement. D'ailleurs, nous ne voyons pas *a priori* de quelle nécessité serait le tractus blanc dont le rôle consisterait à solidariser, dans l'encéphale, les douleurs des zones sympathiques de la peau. L'inexplicabilité d'un fait n'est pas, j'en conviens, un motif suffisant pour nier ce fait, mais encore faut-il que celui-ci soit reconnu. Or, je le répète, notre ignorance sur les relations et les fonctions des fibres arciformes du cerveau nous laisse parfaitement libres de supposer, en vertu de certaines considérations psycho-physiologiques, que ces commissures unissent plutôt les centres intermédiaires, ou ceux du troisième groupe, que les centres de perception proprement dits. Il est aussi bien plus simple d'admettre la juxtaposition de ces derniers : les *amas* ou *réseaux cellulaires* dont ils sont formés, communiquant les uns avec les autres par les prolongements qu'ils s'envoient réciproquement, on comprend alors sans peine que l'excitation de l'un d'eux se transmette de préférence au centre qui lui est le plus voisin ou, — les conditions de voisinage étant les mêmes (1), — à celui qui est le plus sensible, le plus impressionnable.

Mais, tout en acceptant notre première opinion, on peut encore nous opposer que, si les fibres arciformes du cerveau n'ont, en effet, aucun rôle à jouer dans l'association des sensations, il ne s'ensuit pas qu'une synesthésie soit nécessairement le résultat de l'activité fonctionnelle d'un centre perceptif influencé directement par un autre centre semblable et qui lui est immédiatement juxtaposé. Chaque fois qu'une cellule perceptive est excitée, le mouvement moléculaire qui naît en elle s'étend toujours au delà de son aire et se propage aux cellules voisines. Ce mouvement, dont une partie seulement et dans des circonstances spéciales gagne une seconde cellule perceptive, n'en éveillera pas cependant

(1) Ce qui doit être fort rare.

la sensibilité consciente, non plus que dans une troisième, quatrième, cinquième cellule de même nature, etc., si tous ces globules nerveux se trouvent dans un état de nutrition et d'impressionnabilité normales. L'hyperesthésie de l'un d'eux, au contraire, permettra au courant *erratique* de susciter une sensation ou une douleur sympathique. Le centre secondairement excité (grâce à la susceptibilité particulière qu'il présenterait) pourrait donc n'être pas contigu à celui de la sensation primitive. Un sujet synalgésique serait alors un hyperesthésique partiel.

Cette objection ne tient pas debout si l'on se rappelle que les douleurs associées n'offrent pas les caractères d'instabilité, de mobilité qui appartiennent surtout aux affections nerveuses, — qu'au même point irrité correspond le même point sympathique, règle ne variant pas avec les modifications apportées dans l'état du cerveau par l'âge, le repos ou l'activité, les conditions fort diverses de nutrition, etc., — enfin que, chez des sujets différents, les zones sympathiques paraissent en outre occuper les mêmes régions cutanées (observation dont on saisit toute la valeur).

Nous persistons donc à croire, avec M. Mathias Duval, que *les irradiations sensitives se font toujours entre centres voisins, contigus, reliés l'un à l'autre au moyen de prolongements intercellulaires.*

Or, s'il en est réellement ainsi, l'étude des synalgies et celle des sensations associées, en général, présentent un intérêt de premier ordre pour le physiologiste. Cela se conçoit, puisqu'une étude de ce genre lui permet de déterminer les rapports qui existent entre les centres de perception cérébrale. D'ailleurs, par une application immédiate de cette idée, nous allons montrer tout le profit qu'on peut tirer de l'observation des phénomènes synalgiques.

En se reportant au Chapitre VII (p. 34) où j'ai cherché à poser les règles auxquelles m'a paru soumise la distribution des synesthésies douloureuses, on verra que les points irrités de la tête, des membres supérieurs et des membres inférieurs ont généralement leurs points sympathiques sur le tronc. Nous en induirons déjà que *le centre perceptif des impressions cutanées du torse est à la fois contigu aux trois centres qui perçoivent les sensations localisées sur les téguments de la tête, des membres thoraciques et des membres abdominaux.*

Si nous remarquons maintenant qu'un certain nombre de points douloureux, fixés sur le membre supérieur (y compris l'épaule), résultent d'irritations portées sur la tête et sur le membre inférieur, nous en concluons que *le centre perceptif des impressions cutanées du membre supérieur est juxtaposé aux deux centres analogues de la tête et du membre inférieur, — qu'il se trouve ainsi être contigu à ces deux centres en même temps qu'à celui du tronc.*

D'autre part, comme l'observation des synalgies tend à faire admettre que les répercussions douloureuses se distribuent d'une manière à peu près semblable sur chaque moitié verticale du corps, la disposition générale des centres perceptifs en question est très probablement la même dans chaque hémisphère cérébral.

A ce propos, on pourrait se demander quelle est la signification des *synalgies transversales*. Étant donné que les fibres des nerfs rachidiens ne paraissent pas dépasser la ligne médiane du tronc et du cou (1), — que l'action du système nerveux est habituellement croisée, — faut-il supposer ici que ces douleurs *répercutées à gauche* (v. p. 50) le sont de la sorte au moyen de commissures inter-hémisphériques, dépendant du corps cal-

(1) La même remarque doit être faite, d'une façon générale, pour les filets terminaux des nerfs crâniens.

leux, par exemple? M. Mathias Duval, à qui j'ai soumis cette question, ne croit pas qu'il y ait association par fibres commissurales faisant passer l'irritation d'un centre perceptif du cerveau gauche dans un second centre perceptif du cerveau droit. Ce physiologiste, qui voit dans la contiguïté des centres récepteurs la condition essentielle de leur excitation réciproque, se demande (1) si un seul hémisphère ne possédrait pas des centres perceptifs répondant à la fois aux deux moitiés verticales du corps. Est-ce que la faculté du langage ne siège pas dans l'hémisphère gauche? Et cependant, — dit M. Mathias Duval, — le centre du langage articulé provoque le fonctionnement des noyaux gris des nerfs grands hypoglosses de droite et de gauche. Pourquoi les centres perceptifs ne présenteraient-ils pas une disposition analogue?

Cette opinion nous semble parfaitement admissible. On sait déjà que, jusqu'à preuve du contraire, nous ne croyons pas que les fibres arciformes, passant de la couche grise d'une circonvolution cérébrale à celle d'une autre circonvolution, soient destinées à solidariser les cellules perceptives que, par analogie et avec J. Luys, nous supposons faire partie des petits éléments pyramidaux sous-méningés. N'ayant pas de motifs pour transiger sur ce point en faveur des commissures inter-hémisphériques (calleuses ou autres), nous possédons par là-même une raison qui nous pousse à considérer l'idée de M. Mathias Duval comme la plus vraisemblable. Mais notre manière d'envisager le rôle de ces deux sortes de fibres commissurales est trop hypothétique pour qu'elle suffise à déterminer si, oui ou non, des centres perceptifs pour les moitiés droite et gauche du corps existent aussi bien dans un seul hémisphère que dans les deux

(1) Lettre particulière, juin 1883.

cerveaux. Aussi faut-il se rappeler en outre que la destruction de l'un des hémisphères n'entraine pas fatalement une hémiplégie durable et une hémianesthésie absolue (1). Enfin, un assez grand nombre d'autres faits pathologiques et expérimentaux viennent encore démontrer que chaque hémisphère cérébral semble constituer un organe complet, pouvant fonctionner séparément et indépendamment de son congénère. J'engage le lecteur à prendre connaissance de ces faits dans un intéressant volume que le Dr A. Cullerre a récemment écrit sur les phénomènes observés pendant le sommeil nerveux provoqué (2) : il y verra de plus les nouvelles preuves fournies par l'hypnose.

En somme, les synalgies transversales, qui offrent jusqu'à présent le caractère singulier d'avoir tous leurs points irrités dans la moitié droite du corps, ne paraissent pas se prêter à des considérations spéciales et permettant d'établir que deux centres perceptifs différents et situés, l'un dans le cerveau droit et l'autre dans le

(1) « L'extirpation d'un *seul* lobe cérébral pratiquée sur les chiens, les chats, les lapins, les cochons d'Inde, ne détermine rien de remarquable. On n'observe chez ces animaux que ce qu'on remarque à la suite de toute plaie accompagnée d'une perte abondante de sang, c'est-à-dire un affaiblissement passager qui ne tarde pas à se dissiper. L'animal exécute tous les mouvements avec volonté et avec précision et il paraît voir les objets avec ses deux yeux. Ces expériences rappellent certaines observations faites sur l'homme, et desquelles il résulte que la destruction *lente et progressive* d'un lobe cérébral peut passer inaperçue pendant la vie, et se révéler seulement après la mort.

....Lorsqu'on enlève un seul hémisphère à un animal, il conserve sa sensibilité ; et on ne remarque pas de différence bien tranchée, sous ce rapport, entre les deux côtés du corps. Il faut dire que les phénomènes de sensibilité se laissent moins facilement apercevoir chez les animaux que les phénomènes de mouvement. On peut dire qu'en général les altérations d'un seul hémisphère, chez l'homme, altèrent à des degrés divers le mouvement dans les parties opposées à l'altération, tandis que la sensibilité est conservée des deux côtés, mais non, sans doute, suivant la même mesure. » J. Béclard : *Traité élém. de physiologie humaine*, 6e édition (1870), p. 1060-1067.

(2) *Magnétisme et hypnotisme* (Bibliot. scient. contemporaine de J.-B. Baillière et fils), 1887 : Chapitre X, p. 272-297.

Voir aussi : Mathias Duval, art. *Nerfs* du *Dict. de Jaccoud*, t. XXIII (1877), p. 605-607 ; — H. Beaunis, *loc. cit.*, p. 1353.

cerveau gauche, peuvent se transmettre l'excitation qu'ils reçoivent. Là encore, dans ces cas exceptionnels, le voisinage des centres perceptifs semble devoir être admis. (1)

Il est aussi curieux qu'utile de comparer nos tentatives d'induction avec les essais de *localisations perceptives* de Ferrier et de Munk. On sait que le premier de ces auteurs localise, chez le Singe, le *centre perceptif de la vue* dans la *circonvolution angulaire* et une *partie du lobule supra-marginal*; — le *centre de l'ouïe* dans la *moitié supérieure de la circonvolution temporale supérieure*; — les *centres de l'odorat et du goût* dans tout le *sommet du lobe temporal*; — enfin, le *centre des sensibilités tactile et générale* dans le *grand hippocampe* et la *circonvolution uncinée sus-jacente* (2). La détermination des centres psycho-sensoriels de Ferrier, malgré le discernement et l'habileté avec lesquels les expériences de ce physiologiste ont été conduites, sont passibles de sérieuses objections dont nous n'avons pas à nous occuper ici. Mais il importe, pour nous, de faire les remarques suivantes: d'abord les *centres perceptifs de Ferrier* se suivent tous en se touchant et *affectent des rapports de contiguïté* qui manquent seulement pour les régions cortico-cérébrales de la vue et de la sensibilité tactile (et générale), ces deux régions extrêmes étant séparées par celles de l'ouïe,

(1) « Tous les animaux n'ont pas un corps calleux, et, chose plus singulière, l'absence du corps calleux a été observée sur des cerveaux humains sans qu'aucun phénomène eût pu, pendant la vie, faire soupçonner qu'on trouverait à l'autopsie de ces sujets l'encéphale privé d'une partie à laquelle on croit devoir attribuer un rôle si important. Pour ne citer que les observations récentes, nous dirons que J. Sander a réuni les observations de onze cas d'absence du corps calleux et que l'analyse de ces observations ne peut fournir aucune donnée précise sur le rôle de cette commissure; quatre de ces sujets étaient épileptiques, il est vrai, mais trois étaient doués d'une certaine intelligence, et deux d'entre eux remplissaient les fonctions de messager, ce qui prouve que rien ne manquait à la coordination des mouvements volontaires. » Mathias Duval, in art. *Nerfs* du *Dict. de Jaccoud*.

(2) Voir, — pour le résumé des travaux de Ferrier sur cette question, — H. Charlton Bastian, *loc. cit.*, t. II, p. 153-163.

de l'odorat et du goût; — ensuite, tous ces centres perceptifs se trouvent dans la *zone latente* de l'écorce des hémisphères, en arrière du sillon de Rolando et des centres psycho-moteurs, disposition qui est également celle des organes cérébraux de la *mémoire visuelle verbale* et de la *mémoire auditive verbale*. Or il est très important de noter que ces deux dernières localisations dans l'hémisphère gauche (chez les droitiers), localisations qui paraissent à peu près certaines (1), occupent respectivement, chez l'Homme, les mêmes régions que celles de la vue et de l'ouïe, si l'on transporte sur un cerveau humain les résultats qu'ont donnés à Ferrier ses expériences sur le cerveau des Singes. En effet, la *mémoire visuelle verbale* siége dans la *seconde circonvolution pariétale* (lobule pariétal inférieur) : quand une lésion intéresse la partie la plus reculée, la plus postérieure du lobule pariétal inférieur (avec ou sans participation du pli courbe), le malade est frappé de *cécité verbale* (2). La *mémoire auditive verbale* réside dans la *première circonvolution temporale* qui, détruite, amène la *surdité verbale*. Le voisinage de ces centres perceptifs (3) explique

(1) Voyez, sur ce sujet, la fort intéressante conférence de M. Mathias Duval à la Société d'Anthropologie de Paris (*L'aphasie depuis Broca*), dans la *Tribune médicale* (janvier 1888) nos 1012, 1013 et 1014.

(2) « La première observation de ce genre fut publiée en 1879, par Guéneau de Mussy, sous le nom d'*amblyopie aphasique* ; c'est Kussmaul qui lui a donné le nom, aujourd'hui en usage, de *cécité verbale*. En janvier 1880, Magnan présenta à la Société de Biologie deux beaux cas de ce genre ; puis vint l'observation de Déjerine, contenant la première relation d'autopsie faite en France. Dans sa thèse de Paris, en 1881, Mlle Nadine Skwortzoff en réunissait quatorze observations (*De la cécité et de la surdité des mots dans l'aphasie*). » Mathias Duval.

(3) Qui dit *centre perceptif, intermédiaire*, etc., dit en même temps *centre de mémoire perceptive, intermédiaire*, etc. En effet, il n'y a pas une mémoire unique, il y a différentes mémoires et chaque faculté a sa mémoire particulière (Broca). — « La base physique de la mémoire est constituée par les traces laissées dans le cerveau par tous les phénomènes physiologiques qui y ont lieu. Après que nous avons éprouvé une sensation, ressenti une émotion, réfléchi sur un sujet, le cerveau ne redevient pas absolument ce qu'il était avant que ces faits se fussent produits. Les phénomènes physiologiques qui ont eu lieu ont laissé dans les centres nerveux une trace dont nous ne connaissons pas la nature, mais qui se manifeste par ce fait

pourquoi les altérations cérébrales qui se produisent dans leur zone atteignent assez rarement un seul d'entre eux ; il explique aussi la difficulté qu'on a souvent, surtout dans un état aigu, à déterminer avec certitude, chez le vivant, le point lésé de la couche grise des hémisphères.

Les expériences de Ferrier et la nécroscopie des aphasiques s'accordent à nous montrer la contiguïté des centres de perception pour la vue, l'ouïe, l'odorat, le goût et même le toucher. Nous pouvons donc, par analogie, supposer que les différentes parties de la région cérébrale où aboutissent les impressions de la sensibilité tactile et générale se trouvent dans des conditions de rapports analogues.

Un autre expérimentateur, H. Munk, localise la *sensibilité oculaire*, chez le Singe, dans la *région du pli courbe*, en avant du lobe occipital (1) ; — la *sensibilité auditive* dans la *partie supérieure de la circonvolution temporo-sphénoïdale supérieure* (2) ; — la *sensibilité des membres postérieurs* dans une *zone qui longe* (toujours chez le Singe) *la scissure médiane du cerveau, depuis le lobe occipital jusque vers la partie frontale* ; — la *sensibilité des membres antérieurs* dans la *partie supérieure des deux circonvolutions qui limitent le sillon de Rolando* (ce centre remonte un peu en avant jusqu'à la scissure médiane) ; — la *sensibilité de la tête* dans la *partie postéro-inférieure du lobe frontal*, en avant de la scissure de Sylvius ; — la *sensi-*

que des phénomènes analogues se reproduisent ensuite plus facilement. L'état de conscience correspond à un état déterminé de certaines cellules nerveuses, et, une fois que ces cellules nerveuses auront fonctionné de la façon requise pour s'accompagner de tel ou tel état de conscience, elles garderont une trace qui leur permettra dans la suite de vibrer plus facilement de la même manière. Voilà la base de la *mémoire* et de l'*habitude*, qui se rapproche beaucoup de la mémoire et à de certains égards se confond avec elle. » F. Paulhan : *La physiologie de l'esprit*, p. 160.

(1) Cette localisation de Munk correspond au centre visuel de Ferrier.

(2) C'est-à-dire à peu près dans la région du centre auditif de Ferrier.

bilité de la nuque dans une assez petite région, circonscrite en avant de la précédente, au *pied des deuxième et troisième circonvolutions frontales*; — enfin, la *sensibilité du tronc* dans la *partie antérieure de la région frontale*, encore en avant de tous les centres déjà cités (1). En rappelant ici les conclusions que H. Munk a cru devoir tirer de ses expériences sur les Singes, nous avons surtout en vue d'examiner avec le lecteur si les sept zones distinctes qui, d'après ce physiologiste, constituent la *sphère sensitive* (2) d'un hémisphère cérébral, sont groupées d'une manière conforme aux données fournies par l'étude des synalgies, basée sur la contiguïté des centres perceptifs.

Or, le *centre perceptif du tronc*, que nous avons dit, par induction, être contigu à la fois aux trois centres perceptifs de la tête, du membre supérieur et du membre inférieur, est précisément situé, selon Munk, en avant de ceux-ci qui le touchent par leurs parties antérieures. Mais le *centre perceptif du membre supérieur* étant placé, suivant la distribution du même auteur, entre celui du membre inférieur et celui de la tête, il faut remarquer ici que la région psycho-sensorielle du membre inférieur, semble plutôt en rapport avec celle du membre supérieur qu'avec celle du tronc. Dans ces conditions, on comprend difficilement que les points irrités du membre inférieur n'aient pas beaucoup plus souvent leurs points sympathiques sur le membre supérieur et que nous n'ayons consigné jusqu'à présent aucune douleur répercutée sur le membre abdominal par irritation du membre thoracique. Il est cependant bon de noter que *les points irrités de l'avant-bras et même du bras ont plus spécialement leurs points sympathiques sur la moi-*

(1) Voir H. Beaunis, *loc. cit.*, t. II, p. 1310-1311.

(2) Cette *sphère sensitive* de Munk occupe toute la surface de l'hémisphère cérébral à l'exception du lobe occipital et du lobe temporo-sphénoïdal.

tié inférieure du tronc, parfois presque à la naissance de la fesse : on peut s'en assurer aisément en jetant un coup d'œil sur la figure 2 de notre Planche II. L'examen de la Planche I montre, d'autre part, que *les répercussions douloureuses nées par excitation du membre abdominal tendent à se localiser dans la moitié supérieure du torse.*

La disposition des centres perceptifs de H. Munk permettrait donc de se rendre compte d'un certain nombre de synalgies, sans que, pour autant, elle puisse être acceptée telle quelle. Si le *principe de la contiguïté des centres psycho-sensoriels* paraît s'affermir par la comparaison du résultat des expériences de ce physiologiste avec celui obtenu par Ferrier et avec les conséquences rationnelles de l'étude des douleurs associées, on ne saurait néanmoins déterminer d'une manière définitive, dès à présent, les relations réciproques qu'affectent les régions perceptives de l'écorce cérébrale. Nous avons essayé de tirer quelques conclusions et quelques règles de l'observation des synalgies, espérant plutôt mettre en relief l'importance de ces phénomènes que résoudre ce deuxième point. Nous croyons certainement que l'étude des synesthésies sera d'un grand secours pour la détermination des rapports organiques et fonctionnels des centres dont nous parlons, mais nous n'irons pas jusqu'à prétendre que cette étude peut à elle seule conduire à une localisation précise des récepteurs sensitifs dans la couche grise des hémisphères. Ceci est surtout l'affaire de l'expérimentation physiologique et des nécropsies pathologiques.

Ce serait le cas de se demander ici quel mode de fonctionnement cérébral semble le mieux favoriser les irradiations douloureuses ou autres. *A priori*, la disposition des centres perceptifs sous forme de grands réseaux constitués par des cellules nerveuses ayant le même genre d'activité fonctionnelle et représentant « des *mécanismes distincts de cellules et de fibres, existants d'une manière plus ou moins diffuse et entremêlée,* » (1) paraît immédiatement répondre aux conditions requises pour la propagation intra-corticale des excitations synalgogènes. Au contraire, des aires sensitives, topographiquement séparées, quoique contiguës, correspondant chacune à une partie limitée du corps ou à un sens particulier, ne permettraient de faciles irradiations entre centres différents qu'au niveau de leurs bords. Il est vrai que les contours de ces aires, au lieu d'affecter une figure géométrique, peuvent fort bien (et la chose semble très probable) présenter une grande irrégularité de lignes, ce qui multiplie les contacts réciproques. Nous ajouterons encore que, malgré la vigoureuse et savante défense de Brown-Séquard, l'idée qu' « il n'existe pas de centres, moteurs ou autres, comme on les conçoit ordinairement, c'est-à-dire d'agglomérations de cellules ayant une seule et même fonction, et formant une masse plus ou moins nettement délimitée, » ne saurait vraisemblablement être acceptée avec le caractère d'absolutisme qu'on lui a donné. Nous reconnaissons chaque jour, dans tout organisme vivant, un fait qui s'impose et ne souffre pas d'exception, à savoir que *toute fonction spéciale implique un organe ou un appareil spécial.* Est-il donc si certain qu'il en soit autrement dans le cerveau? — qu'il n'y ait point de siéges divers, ni pour les diverses facultés, ni pour les diverses perceptions ? — que la faculté de percevoir, de juger, de vouloir une chose, réside dans le même lieu que celle d'en percevoir, d'en juger, d'en vouloir une autre et que, conséquemment, cette faculté, essentiellement une, réside essentiellement dans un seul organe ? — enfin que, dès qu'une percep-

(1) Voyez H. Charlton Bastian, *loc. cit.*, t. II, p. 140.

tion est perdue, toutes le sont? dès qu'une faculté disparaît, toutes disparaissent? comme Flourens (1840) le supposait et se croyait autorisé à l'écrire sous forme de conclusions de ses *Recherches expérimentales*. Est-il également si certain que les cellules nerveuses servant à une même fonction ne soient pas groupées, mais disséminées dans l'encéphale? suivant l'opinion de Brown-Séquard.

Nous ne pouvons discuter, au cours de ce travail, les deux théories qui divisent encore aujourd'hui les physiologistes sur le terrain des localisations cérébrales. Nous dirons seulement que nos tendances nous jetteraient plutôt dans le parti représenté par Fritsch, Hitzig, Ferrier, Charcot et Pitres, etc. Nous croyons volontiers qu'il existe dans l'écorce des hémisphères cérébraux des zones particulières et différentes de substance grise, zones plus ou moins étendues et constituant autant de centres psycho-sensoriels ou psycho-moteurs, *parfois anatomiquement distincts*. La distribution régulière et invariable de douleurs répercutées toujours dans le même endroit du corps à la suite d'irritations portées sur d'autres points de l'individu, chez certaines personnes, nous a déjà fait admettre l'existence de centres perceptifs contigus et susceptibles d'être excités l'un par l'autre, ce qui sous-entend des rapports anastomotiques entre eux. Bien plus, ces centres n'affectent pas nécessairement, dans le cerveau, une diposition de voisinage absolument semblable à celle des parties dont ils reçoivent les impressions. Ainsi, de ce que nous sommes arrivés à cette conclusion que le centre perceptif du membre supérieur est juxtaposé aux deux centres analogues de la tête et du membre inférieur, il n'en résulte pas qu'il se trouve placé par rapport à ces derniers comme l'est le membre thoracique. En effet, si nous remarquons que tous les points irrités de celui-ci ont tous leurs points sympathiques sur le tronc (d'où lui parviennent aussi quelques douleurs), nous devons supposer que la contiguïté des centres du membre supérieur et du tronc est bien plus considérable que celle du premier centre avec les régions perceptives de la tête et du membre inférieur : on pourrait dire que la zone cérébrale du tronc englobe en quelque sorte les centres de la tête et des membres, les sépare dans une certaine étendue, ce qui diminue d'autant le contact de ceux-ci et permet d'expliquer pourquoi les douleurs sympathiques de celles des membres et de la tête s'observent plus fréquemment sur le tronc. Il est possible qu'une partie seulement de la zone du membre thoracique se trouve juxtaposée à une partie des centres de la tête et du membre inférieur. La configuration des aires perceptives offrirait donc une grande irrégularité et il se produirait un empiétement réciproque de leurs bords. Quand une irritation synalgogène ne parvient pas aux cellules qui limitent une zone psycho-sensorielle, elle ne peut s'irradier sur un centre voisin et se propage alors dans l'intérieur même de cette zone : les synalgies qui ne quittent pas le tronc sont dans ce cas.

On voit que les synesthésies douloureuses s'accommodent assez bien de la théorie des localisations circonscrites dans l'écorce cérébrale. Peut-être même doit-on considérer ces phénomènes comme une nouvelle preuve en leur faveur. Mais, je le répète, ils ne nous apprennent rien sur le siége encéphalique des centres psycho-sensoriels. Ceux-ci occupent très probablement la *zone latente* des hémisphères cérébraux. « Tout porte à croire aujourd'hui, — dit M. Mathias Duval (1), — que la par-

(1) Voyez la conférence déjà citée : *L'aphasie depuis Broca* (La Tribune médicale du 15 janvier 1888).

tie postérieure du cerveau est sensitive, forme le centre où s'emmagasinent les sensations... Enfin, tout démontre aujourd'hui que la partie antérieure des hémisphères se compose de centres moteurs, organe des mouvements volontaires. » (1)

Au début de la présente étude, nous avons rangé les synalgies parmi les synesthésies, sans établir de différence entre une sensation quelconque et une sensation douloureuse. C'est qu'en effet nous considérons la *douleur*, dont on a voulu faire une sensibilité spéciale (*algésie*), comme *résultant simplement d'une impression trop forte ou trop vivement perçue par n'importe quel centre perceptif*. Il y a pourtant une différence entre la perception douloureuse et celle qui ne l'est pas, mais cette différence ne consiste que dans le degré plus ou moins élevé, dans l'intensité de la sensation. Nous partageons sur ce point les idées de B. Béraud et Ch. Robin (2), de J. Béclard (3), Mathias Duval (4), etc. Nous ne pensons pas qu'une impression odynopoétique chemine par des éléments nerveux particuliers (5) et gagne un centre propre (6), « ne

(1) Les localisations sensitives de H. Munk, qui englobent les centres dits psycho-moteurs, sont en désaccord partiel avec ces données générales; mais, selon Munk, — dit H. Beaunis (*loc. cit.*, t. II, p. 1311), — les centres psycho-moteurs doivent être envisagés à la fois comme des centres de perception sensitive et d'idéation motrice, centres dont l'excitation provoque les mouvements qui correspondent à tel où tel ensemble de perceptions tactiles, musculaires, etc.

(2) *Loc. cit*, t. I, p. 143.

(3) *Loc. cit.*, p. 930.

(4) *Cours auxiliaire de physiologie* (v. *La Tribune médicale* du 11 avril 1883).

(5) « Brown-Séquard a admis, à une certaine époque, un conducteur spécial pour chaque sensibilité ; il comprenait dans la moelle des conducteurs spéciaux pour la chaleur, le contact, la pression, la douleur, le chatouillement, le sens musculaire... un septième conducteur pour l'épilepsie.... M. Brown-Séquard paraît avoir récemment abandonné sa théorie. » (Mathias Duval).

(6) « Il semble que, dans tous les cas, il y ait dans l'encéphale un *centre de la douleur*, centre dont le siége est encore mal déterminé, mais dont on connaît les aboutissants. Ce sont les fibres qui vont à la partie postérieure de la capsule interne (Charcot, Türck), en sorte que cette partie étant lésée, il n'y a plus de conduction des excitations périphériques. Ces fibres sont à la fois les conducteurs des

pouvant être atteint que par l'excitation trop intense des nerfs qui arrivent au cerveau par la moelle ou le bulbe » (Ch. Richet). Chaque région psycho-sensorielle est susceptible de devenir un *centre de douleur* sous l'influence d'une irritation appropriée et il existe vraisemblablement autant de centres de douleur qu'il y a de régions psycho-sensorielles. Rien ne démontre le contraire d'une manière certaine. Aussi croyons-nous que déterminer les rapports organiques et fonctionnels des récepteurs de l'algésie c'est, du même coup, mettre à jour les relations similaires des zones correspondantes de la perception dont l'exagération apparait sous forme d'une sensation douloureuse, laquelle a grande tendance à s'irradier. Cette tendance, — j'allais dire cette propriété, — de la douleur est une des principales causes synalgogènes : mais elle n'est efficace que dans les conditions matérielles précédemment signalées (contiguïté et anastomoses inter-cellulaires des éléments nerveux de la perception).

La connaissance des synalgies et des synesthésies, en général, nous parait non moins utile au clinicien qu'au physiologiste. Elle peut, dans nombre de cas, aider puissamment au diagnostic. « Souvent le médecin a quelque peine à découvrir la cause de nausées chez de jeunes enfants ; l'examen de la gorge ne donne aucun indice et on finit à la longue par reconnaître que c'est l'existence d'un corps étranger dans le conduit auditif externe qui, par l'irritation qu'il développait sur le tympan, a déterminé un retentissement jusque dans les nerfs sensitifs du pharynx. » (1) Nous rappellerons les désagréa-

impressions sensitives, tactiles, thermiques; musculaires et des impressions douloureuses. Au delà, peut-être dans les lobes occipitaux, il y aurait des centres distincts pour chaque sensibilité spéciale. Le centre de la douleur serait profondément placé et opposerait une grande résistance à l'excitation, à l'exemple de certains muscles ne se contractant que sous l'influence d'excitations fortes ou répétées. » Ch. Richet, *loc. cit.*, p. 296-297.

(1) Mathias Duval, dans *La Tribune médicale* du 8 février 1883. « On peut d'ailleurs produire expérimentalement des nausées par la titillation du conduit auditif externe. »

bles sensations associées que fait naitre l'impression d'une vive lumière sur l'œil et dont le résultat éloigné (éternûment) a maintes fois été pris pour le début d'un coryza (v. p. 8 et 9) : or, cette affection ne laisse pas que de tourmenter certaines mamans qui s'inquiètent d'abord en songeant à l'obstruction des narines, à la nécessité de respirer par la bouche, d'où succion impossible chez le petit enfant à la mamelle. (1) On doit savoir aussi que l'amaurose (ou *amblyopie*), c'est-à-dire l'affaiblissement plus ou moins grand de la vision, sans cause appréciable à l'ophthalmoscope, tient parfois à la présence d'Ascarides lombricoïdes dans l'intestin grêle. Les excitations anormales que ces Vers produisent sur la muqueuse intestinale (2) sont très probablement transmises à un centre cortico-cérébral (3) et celui-ci, irrité de la sorte et sans doute en relations avec un ou plusieurs

(1) Dans cette synalgie oculo-nasale, « l'impression douloureuse de la lumière (photophobie) transmise, ainsi qu'on le sait aujourd'hui, par les rameaux de l'ophthalmique de Willis, a fortement ébranlé le centre nerveux de ce nerf, et cet ébranlement s'est communiqué jusqu'au centre où aboutissent d'autres branches sensitives du trijumeau, les branches nasales. Cet ébranlement communiqué par continuité ou contiguïté de substance grise a produit le même effet que s'il eût résulté d'une excitation apportée par les nerfs nasaux, c'est-à-dire que le sujet a eu la sensation d'une irritation portée sur la muqueuse nasale. » (Mathias Duval).

(2) Ces excitations, généralement *inconscientes* et, par suite, non localisées, peuvent cependant, quand elles atteignent une très grande intensité, être vaguement perçues.

(3) Nous ignorons le siége de ce centre et, d'une manière générale, celui des centres qui perçoivent les *impressions viscérales*. Ferrier inclinait à croire qu'ils se trouvent dans les lobes occipitaux, mais la chose est douteuse. — « Pour ce qui est des *impressions viscérales*, — dit H. Charlton Bastian, — le lecteur doit bien savoir qu'il n'est pas habituellement reçu de sensations provenant des organes internes, et que l'on n'éprouve que des impressions vagues, se présentant par intervalles, aussi longtemps que ces organes demeurent à l'état de santé. On peut toutefois bien prouver, d'une manière indirecte, que des impressions se rendent ordinairement de quelques-uns des viscères au cerveau, bien qu'elles demeurent inconscientes. Des impressions systémiques sont, de cette manière, capables d'exercer une influence importante sur le courant général de nos pensées et de nos émotions, et peuvent aussi modifier, à un degré marqué, l'activité du cerveau dans les sphères d'un ou plusieurs sens spéciaux. Ainsi, bien qu'elles ne soient point elles-mêmes accompagnées de conscience, il est indiscutablement vrai que diverses *impressions viscérales* modifient puissamment la vie consciente des animaux inférieurs, aussi bien que celle de l'Homme. »

centres de sensibilité spéciale (1), exerce alors une *action inhibitoire* sur les cellules perceptives des impressions visuelles. La *cécité par inhibition* est temporaire. Nous en dirons autant de la *surdité* qui provient quelquefois de la même action et s'observe encore dans l'helminthiase. Chez d'autres individus, l'irritation intestinale déterminée par les Nématodes se traduit par une démangeaison aux narines (2), qui amène des éternûments plus ou moins répétés, et par un picotement dans le pharynx (avec sensation consécutive de constriction à ce niveau) ou dans la trachée-artère : cette dernière sensation (3) provoque une toux opiniâtre (*toux vermineuse sympathique*) et ne cède qu'à une médication vermifuge. Les sujets impressionnables présentent souvent une série de troubles nerveux dûs à des entozoaires qui vivent dans leurs intestins : les malades, immédiatement guéris après l'expulsion de ces helminthes, avaient bien des fois songé à une affection différente et plus grave, erreur dans laquelle ils n'étaient pas seuls tombés. Or, la plupart des *symptômes sympathiques* de l'helminthiase naissent par un mécanisme analogue à celui des synesthésies et mériteraient de prendre rang parmi ces dernières : ils ne s'en écartent pas essentiellement et l'on ne saurait ob-

(1) « Bien que leurs centres puissent aussi être situés en des lieux différents, *il est à peu près certain que les impressions viscérales peuvent, soit rayonner dans quelques parties de la province de chacun des sens spéciaux, soit être mis en connexion intime avec elles, puisqu'elles agissent si fréquemment les unes sur les autres* de la manière indiquée. Cette action réciproque n'a pas lieu toutefois que dans une seule direction. » H. Charlton Bastian, *loc. cit.*, t. II, p. 168.

(2) Il ne faut pas attacher trop d'importance à cette démangeaison dans le diagnostic d'une affection vermineuse, car une pareille sensation peut résulter de causes fort variables. Je rappellerai aussi qu'elle est expérimentalement produite par une irritation cutanée chez certains sujets synalgésiques (v. p. 21).

(3) « Le siège de la sensation causant la toux est *invariable : il occupe toujours le même point sur la muqueuse de la trachée*, au niveau de sa bifurcation et de la fossette sternale, indépendamment du mal même qui lui donne naissance et dont la localisation, plus ou moins éloignée sur les organes respiratoires, peut être aussi fixée en dehors de la cavité thoracique. » *Dict. de E. Littré et Ch. Robin*, 14e édition (1878), art. *Toux*.

jecter que, sauf exception, la sensation première fait défaut. Si, dans tous les cas où une impression arrive des viscères au cerveau, l'inconscience est habituelle, cette perception inconsciente n'en exerce pas moins une action incontestable sur les centres perceptifs voisins du sien (1). Tantôt elle les excite et tantôt elle les paralyse. D'ailleurs, elle n'est plus inconsciente lorsque l'irritation viscérale devient suffisamment douloureuse. On peut donc admettre des *synesthésies* et des *synalgies à type viscéral*. C'est à cette dernière variété, fort importante au point de vue médical, que se rattachent, par exemple, les faits suivants.

« Les *névralgies*, — dit le Dr L. Martineau (2), — sont *très fréquentes, très communes* chez les malades atteintes d'une *affection utérine*; non seulement elles se développent sur les nerfs du petit bassin, mais encore elles apparaissent sur des points du corps plus ou moins éloignés de l'organe malade. Ainsi, à côté de la *névralgie lombo-abdominale*, de la *névralgie crurale*, on rencontre la *névralgie intercostale* qui siége de préférence au niveau du rebord des fausses côtes et des attaches musculaires du *côté gauche*, ainsi que le faisait souvent remarquer Trousseau. Il n'est pas très rare d'observer des *points très douloureux* sur les trajets des nerfs sous-orbitaires et maxillaires, des branches temporales et pariétales. M. Courty dit avec raison que ces névralgies affectent dans leurs manifestations une forme hystérique, qu'elles font notamment éprouver aux malades une sensation comparée à celle d'un clou qu'on enfoncerait dans les chairs (3) ou plutôt dans le crâne, sensa-

(1) « Il est plus que probable que ces impressions systémiques passent par des routes définies à travers le bulbe et les parties inférieures du cerveau; et, de là; montent à quelque région définie de l'écorce cérébrale, d'où elles rayonnent peut-être dans diverses directions. Le fait que les impressions sont d'un type *inconscient* ne doit pas faire douter qu'elles n'atteignent l'écorce cérébrale. Les probabilités sont au contraire grandement en faveur de cette supposition. » H. Charlton Bastian, *loc. cit.*, t. II, p. 166.

(2) *Traité clinique des affections de l'utérus et de ses annexes*, Paris, 1878-1879; 1re partie, p. 63.

(3) Cette douleur, semblable à l'élancement sympathique (v. p. 10 et 20), n'en diffère que par l'intensité.

tion douloureuse que Sydenham a décrite sous le nom de *clou hystérique*. Une de mes malades de la ville perçoit cette impression au plus haut degré ; elle la compare à une vrille qui perforerait les téguments ; ce travail incessant la jette dans des préoccupations très pénibles.... Chez cette dame, *qui ne présente d'ailleurs aucun des symptômes de l'hystérie et qui est atteinte de métrite chronique*, cette *névralgie fronto-pariétale* revient à chaque période menstruelle, tantôt avant, tantôt pendant l'écoulement, moins souvent après la cessation des règles. Des recherches récentes ont montré que ce clou se rencontre aussi le long de la colonne vertébrale, principalement sur les apophyses épineuses, sur le pubis et sur un grand nombre d'autres points du corps.

C'est ainsi que Watson, M. Courty et d'autres auteurs ont signalé dans le sein des douleurs soit aiguës et *tout à fait névralgiques*, soit continues, profondes et sourdes, se propageant vers l'aisselle et s'accompagnant de cette sensation de tuméfaction et de cet éréthisme particulier que les femmes se souviennent d'avoir ressenti à l'époque de la menstruation ou au début de la grossesse. Ces *retentissements douloureux* dans le sein, appelé alors *sein hystérique*, peuvent se montrer en dehors de la période menstruelle, mais c'est surtout au moment du flux cataménial qu'ils se manifestent. Parfois alors ces douleurs présentent un caractère térébrant qui n'est pas sans effrayer les malades, d'autant plus qu'en même temps la mamelle est gonflée, tuméfiée, inégalement dure ; ces phénomènes, anxieusement et scrupuleusement constatés, ne tardent pas à faire surgir l'idée d'un cancer du sein, qui est, comme on le sait, une des préoccupations constantes de la femme..... Qu'il me soit encore permis de rapporter l'exemple qui m'est fourni, en ville, par une de mes malades atteinte de métrite chronique. Au moment de son époque menstruelle, d'autres fois peu de temps avant ou après le flux, elle est prise dans le *sein gauche*, pendant cinq ou six jours, soit d'une douleur sourde, intense, continue, soit d'*élancements subits*, parfois atroces..... Le plus souvent, d'après Valleix, cette douleur du sein gauche reconnaît pour cause la névralgie des nerfs intercostaux correspondants (4e, 5e et 6e) ; d'autres fois quoique plus rarement, elle relève de la gastralgie et de l'entéralgie, qui existent fréquemment. Ce gonflement douloureux des seins a attiré récemment l'attention de mon collègue et ami M. le Dr Liouville et d'un de ses élèves, M. le Dr Connard, qui en a fait le sujet de sa thèse inaugurale. Il ne faut pas le confondre avec le phénomène nerveux, hyperesthésique, hystérique proprement dit, connu sous le nom de *mamelle irritable* des hystériques. *Ces phénomènes douloureux se présentent chez des femmes qui n'ont absolument rien du tempérament nerveux, mais qui sont atteintes de métrite ou d'une affection des annexes.* Chez d'autres malades, il existe une *relation constante* entre les manifestations douloureuses des seins et l'apparition des menstrues ; un retard, une diminution, une irrégularité quelconque dans le cours des règles peut déterminer ce gonflement douloureux.

Dans plusieurs observations de la thèse de M. Connard, on voit le sein douloureux marcher de pair avec des phénomènes semblables du côté de l'ovaire. Sans doute la mamelle irritable peut constituer une complication, une manifestation de l'hystérie, comme le montre cette observation de Willis où une jeune fille de 16 ans fut prise, à la suite d'une contusion du sein, d'accidents hystériques très violents qui n'ont pu être calmés que par le mariage et la grossesse. Mais lorsque ce phénomène morbide se rencontre chez des femmes exemptes de tout nervosisme, atteintes seulement d'une affection utérine, *il constitue bien un phénomène sympathique de l'irritation de l'utérus* (1). »

Ces divers symptômes nerveux, ces répercussions douloureuses, décrites par le Dr L. Martineau comme reconnaissant pour cause déterminante une lésion de l'utérus ou de ses annexes, ne sauraient guère être expliqués autrement que par des irradiations du centre cortico-cérébral des sensibilités utéro-ovariennes sur

(1) Les synalgies à type viscéral de cette nature, sont généralement accompagnées de réflexes vasculaires (contraction puis dilatation des petits vaisseaux de la région où le cerveau localise la douleur sympathique), qui se produisent de la même manière que si l'irritation eût porté sur le lieu de la répercussion. — « Quand on se rappelle les relations intimes qui existent entre le développement et les fonctions de la mamelle et les organes de la génération, on s'explique facilement ces retentissements douloureux et les sympathies puissantes qu'éveillent dans les seins l'utérus malade. L'étroite solidarité qui existe physiologiquement entre ces organes persiste dans toutes les périodes de leur existence. Ils réagissent en effet les uns sur les autres, *même chez l'homme, où l'on observe le sein gonflé et douloureux au moment de la puberté.* » L. Martineau.

d'autres centres perceptifs (du tronc, de la tête, etc.), c'est-à-dire par la *théorie cérébrale* des synalgies. Non seulement celle-ci permet au médecin d'interpréter un grand nombre de symptômes qui paraissent d'abord étranges, mais aussi de rassurer son malade, ce qui n'est pas à dédaigner, et de comprendre enfin, sans qu'il soit besoin d'invoquer une action inhibitoire de l'imagination du patient, la valeur de quelques traitements empiriques (1). Ainsi, par la section ou la cautérisation de l'hélix, on peut arriver à guérir une névralgie faciale et *même une sciatique.* Trousseau constatait (2) que des faits de ce genre étaient assez nombreux, mais il ne savait comment s'en rendre compte. Cependant, si l'on se souvient que la sciatique est souvent compliquée de névralgies de la poitrine ou de la tête (3), que Chaussier a observé une névralgie plantaire alternant avec une névralgie sous-orbitaire, que Rennes et Fortsmann ont également vu une névralgie faciale succéder à une sciatique et réciproquement, etc., on admettra quelques rapports de voisinage entre les centres cérébraux des nerfs sciatiques et auriculaires (4) d'une part, des nerfs trijumeaux et auriculaires d'autre part, ou, si l'on préfère, entre le centre perceptif de la face, contenant celui du pavillon de l'oreille, et le centre perceptif du membre inférieur. Nous ne connaissons point, il est vrai, de synal-

(1) D'ailleurs, pour beaucoup de cas, la connaissance des deux éléments d'une synalgie peut suffire à déterminer l'indication thérapeutique.

(2) Voyez le *Bulletin général de thérapeutique médicale et chirurgicale* du Dr Debout : *Du traitement des névralgies*, par le professeur Trousseau (n° du 30 novembre 1863, p. 441).

(3) D'après Valleix, cité par A. Tardieu, *loc. cit.*, p. 439.

(4) Le nerf auriculaire postérieur, qui donne la sensibilité à la moitié postérieure du pavillon de l'oreille, est formé par un rameau de la branche la plus supérieure du plexus cervical superficiel et provient de la branche antérieure du troisième nerf cervical. La moitié antérieure du pavillon de l'oreille est desservie par le nerf auriculaire antérieur, venu du maxillaire inférieur (3e grande branche du nerf trijumeau).

gies normales cadrant absolument avec ces irradiations et ces déplacements alternatifs dont il est question, mais de pareilles observations, sortes de synalgies pathologiques, ne doivent-elles pas compléter dans une certaine mesure nos acquisitions expérimentales et se prêter à la même interprétation? Enfin, en se rappelant que l'état d'activité d'un centre sensitif est profondément modifié par une excitation venue d'un autre centre sensitif voisin et peut être ainsi anéanti, on s'expliquera facilement l'heureuse influence de la cautérisation de l'hélix sur la névralgie trifaciale (1). L'action curative de cette opération dans la sciatique, quoique plus singulière, est passible de la même théorie, — à moins qu'on ne veuille invoquer ici un effet moral, analogue à celui produit sur l'odontalgie par la vue de l'instrument du dentiste. Si une douleur d'oreille a pu s'étendre jusqu'à la cuisse (Fabrice de Hildan), pourquoi serait-il impossible que l'impression douloureuse provoquée au niveau de l'hélix gagnât le centre perceptif du membre abdominal et y exerçât une influence inhibitoire? Cette dernière action n'aurait-elle pas quelques rapports avec celle qu'on obtient au moyen d'une flexion aussi énergique que possible de l'un des deux gros orteils (Brown-Séquard) au début d'une attaque d'épilepsie? (2) D'ailleurs, quand une révulsion cutanée (vésicatoire, par exemple) est appliquée *loco dolenti* ou à une distance plus ou moins

(1) L'innervation d'une partie du pavillon de l'oreille par une branche du nerf trijumeau (v. la note précédente) permet de comprendre aisément, sans même, à la rigueur, remonter à la couche corticale du cerveau, l'action inhibitoire de la cautérisation de l'hélix sur le noyau gris, bulbaire, du nerf trifacial.

(2) « Une irritation qui se fait sentir dans le nez n'occasionne pas d'éternuement si le premier effort, qui annonce l'éternuement commençant, est accompagné d'une douleur aiguë dans quelques-uns des muscles du dos ou des côtés, produite par un rhumatisme.

L'eau de la reine d'Hongrie, ou les esprits volatils que l'on flaire avec force et qui pénètrent dans le nez, empêchent souvent de tousser, quoiqu'on sente déjà le chatouillement qui précède la toux. » Robert Whytt, *loc. cit.*, t. I, p. 51-52.

éloignée du point douloureux, son effet sédatif ne tient pas toujours et uniquement à des réflexes vasculaires, primordiaux ou secondaires : la révulsion détermine encore, très probablement, des courants nerveux qui, si le lieu occupé par le vésicatoire est celui que l'observation des synalgies indique avec une certaine précision, parviennent aux centres des nerfs malades et y font naître un mouvement moléculaire nouveau, antagoniste du mouvement existant alors, ce qui, suivant l'opinion de Schlosser, suffirait à diminuer et même à arrêter complètement l'activité pathologique des cellules centrales qui percevaient la douleur névralgique ou autre, dont on cherchait l'apaisement.

En n'attachant aucune importance à l'étude des synesthésies et des associations douloureuses, en ne les prenant point en sérieuse considération, le médecin s'exposerait chaque jour à des surprises incompréhensibles pour lui et, ce qui est pis, à des erreurs qu'une longue pratique, une vieille expérience semblaient devoir lui faire éviter. Comment s'expliquerait-il, par exemple, s'il pratique le cathétérisme utérin, la douleur que la femme accuse au niveau de l'ombilic quand il atteint le fond de la matrice avec le cathéter? Et si, à l'instar de Féré, comprimant les nerfs sus-orbitaires à leur point d'émergence, pour arrêter une attaque chez une hystéro-épileptique, il note que la malade a perdu complètement la vue de l'œil gauche à la suite de la compression de ces nerfs, à quel mécanisme attribuerait-il l'amaurose unilatérale qu'il a produite ainsi? Ce résultat imprévu relève encore de la théorie centrale des sensations associées et, bien qu'il ait été observé chez une névropathe, n'en mérite pas moins une mention spéciale, car certaines amauroses consécutives à une contusion de la région préorbitaire se comprennent mieux alors et doivent sans doute appartenir à une même catégorie de faits, dont le cas de Féré serait un type.

On se souvient (v. p. 17-18) que j'ai signalé la douleur de l'épaule droite chez deux malades atteints d'un cancer du rectum, douleur principalement liée à l'irritation des ulcérations cancéreuses par les matières fécales, et que j'ai comparé cette synalgie pathologique à une association douloureuse normale, ayant son point irrité sur la muqueuse de la portion inférieure du rectum et son point sympathique à l'épaule droite. Nous pouvons faire une nouvelle comparaison qui montrera une fois de plus combien l'observation d'une synesthésie vulgaire, quand on veut se donner la peine de rapprocher les faits analogues, aide à se rendre compte de phénomènes qui, naissant au milieu de circonstances différentes, paraissent dès l'abord n'avoir aucun rapport entre eux et rester inexplicables.

« Lorsqu'on prend un sorbet glacé, — dit Mathias Duval (1), — on ressent quelquefois une constriction à la région des tempes. C'est que la glace a impressionné les filets nerveux du trijumeau qui se distribuent à la langue et que ceux-ci ont propagé l'impression jusqu'au centre du nerf qui tient sous sa dépendance l'innervation de la région temporale. » Or, la section d'une portion de la langue avec l'écraseur, chez les malheureux à qui, pour une tumeur linguale, on est forcé de faire cette opération sans les chloroformer, détermine d'atroces douleurs que le patient rapporte toujours à la région temporale. Charles Richet (2) en a été deux fois témoin et, une troisième fois, il a vu, dans une staphylorraphie, le décollement du voile du palais (3) causer égale-

(1) *La Tribune médicale* du 8 février 1880.

(2) *Loc. cit.*, p. 300.

(3) Le voile du palais contient aussi des filets sensitifs qui appartiennent au nerf trijumeau et passent par le ganglion sphéno-palatin.

ment des douleurs terribles dans cette même région temporale.

Je me rappelle fort bien qu'un malade (1), subissant l'amputation de la cuisse gauche, poussa un grand cri de douleur et se plaignit vivement du *front*, où le mal s'était surtout fait sentir, quand mon père sectionna le tronc du nerf sciatique. Ceci est encore à rapprocher de ce que j'ai dit un peu plus haut à propos de la cautérisation de l'hélix comme moyen curatif des névralgies trifaciale et sciatique.

Bernhardt (2) a noté, après une blessure du nerf médian, que la piqûre légère du petit doigt provoquait des douleurs très vives au coude. Cette synalgie cutanée n'est-elle pas comparable aux associations douloureuses et physiologiques éprouvées par Cécile P.... (v. p. 14), lorsqu'elle se piquait le bout d'un doigt avec une aiguille?

On sait que la *coxalgie* débute le plus ordinairement par une *douleur* qui occupe la hanche et le genou, *quelquefois le genou seul* (3). A combien de méprises cette douleur sympathique n'a-t-elle pas donné lieu! Aussi, de nos jours, voyons-nous l'arthalgie du genou partout signalée comme un symptôme important de la tumeur blanche de l'articulation coxo-fémorale. Naturellement, on a cherché à expliquer ce symptôme. Pour les uns, il est dû à l'extension au genou de l'ostéite, de la myélite ou de la périostite, qui occupe la tête du fémur (Richet); pour les autres, il tient à la lésion des filets du nerf obturateur, qui fournirait à la fois aux synoviales de la hanche et du genou : irrité à la hanche, le nerf

(1) Sur sa demande, cet homme n'avait pas été chloroformé.

(2) Cité par Ch. Richet, *loc. cit.*, p. 301.

(3) P. Tillaux : *Traité d'anatomie topographique avec applications à la chirurgie*, 2e édition, 1879, p. 946.

rapporterait le siége de l'excitation au genou, de même qu'un amputé, par exemple, souffre du membre qu'il n'a plus (Thompson). Nous dirons, avec le Dr Léon Moynac (1), que toutes ces opinions sont attaquables, d'autant plus que l'arthralgie du genou peut naître en dehors de toute lésion articulaire de la hanche : ainsi M. L. Moynac l'a observée à la suite d'un abcès voisin de l'extrémité supérieure du fémur. Nous croyons donc volontiers que cette arthralgie sympathique appartient plutôt au groupe des synalgies pathologiques.

Le professeur Lordat (2) relatait de la manière suivante, dans ses leçons orales de physiologie, une répercussion douloureuse qui ne constitue pas un fait isolé : « J'ai été consulté à Rhodez par un homme atteint de dysurie. Toutes les fois qu'il voulait uriner, il était obligé de se mettre debout sur ses pieds, d'écarter les jambes, et de faire des efforts extraordinaires. Eh bien, quand le sphincter commençait à se contracter, il lui survenait à la plante des pieds une douleur intolérable qui diminuait à mesure que l'urine s'évacuait. »

A côté de cette observation, il faut placer celle de M. Brodie (3) qui a vu un rétrécissement de l'urèthre accompagné de claudication et de douleurs dans les pieds, phénomènes qui disparurent après la dilatation de ce canal. (4)

(1) *Eléments de pathologie et de clinique chirurgicales*, 2e édit., 1878 : t. I, p. 259-260.

(2) Cité par le Dr Galet : *Le corps de l'Homme*, traité complet d'anatomie et de physiologie humaines, t. IV (1844), p. 45.

(3) Cité par Ch. Richet (*loc. cit.*, p. 300), d'après Brown-Séquard.

(4) On sait que l'application d'un corps froid aux pieds réveille, excite le besoin d'uriner.—Le professeur Lordat (cité par Galet, *loc. cit.*, t. IV, p. 45) a vu un homme atteint d'hémiplégie et qui avait une insensibilité presque complète des parties génitales. Il ne sentait ni l'exportation de l'urine, ni même l'érection de sa verge. Et comment en était-il averti ? Par un sentiment comme de crampe légère du gros orteil. Quand il sentait une raideur incommode au muscle extenseur du gros orteil, il regardait sa verge et la voyait en érection.

Chez certains amputés de la cuisse, la miction provoquait aussi des douleurs très vives dans leur moignon. (1)

Le chatouillement, le picotement, la démangeaison à la muqueuse de la trachée-artère, toutes ces sensations qui déterminent la toux, proviennent assez souvent d'excitations étrangères portant sur des organes plus ou moins éloignés et sans rapports directs avec la muqueuse trachéo-pulmonaire. Nous avons déjà parlé de la *toux vermineuse*. Il existe également une *toux gastrique* et une *toux utérine*. Cette dernière, ainsi nommée par Aran, fréquemment remarquée par Nonat et signalée dès lors par presque tous les auteurs, est petite, sèche, quinteuse, quelquefois très désagréable par son uniforme sonorité, ainsi que par sa persistance. « J'en ai observé à l'hôpital Beaujon un cas bien curieux, — dit le Dr L. Martineau (2). — La malade était, depuis près d'une année, atteinte d'une toux sèche, incessante, par conséquent très fatigante, qui avait résisté à tous les traitements dirigés contre elles. Vésicatoires, ventouses sèches et autres révulsifs, calmants opiacés et antispasmodiques n'avaient pu vaincre cette *toux nerveuse*. Lorsque la métrite chronique, dont était atteinte la malade, fut guérie, je fis porter à la malade un pessaire et une ceinture hypogastrique pour combattre l'antéversion qui persistait; *la toux cessa subitement*. Si la malade, par négligence ou autres motifs, ne mettait pas son pessaire ou sa ceinture et laissait le déplacement se produire, la toux ne tardait pas à reparaître, pour cesser dès que la matrice était maintenue dans sa position normale. »

(1) Les efforts de défécation amenaient également des douleurs dans le moignon. — Rapprochez de ces observations celle qui appartient à Ch. Richet et que nous ...ons consignée au Chapitre II, p. 18, et celle de *London medical Gazette* (citée par ...uller), p. 71, comme synalgie inverse.

(2) ... *cit.*, première partie, p. 66-67.

A l'approche des règles et même durant la période menstruelle, j'ai plusieurs fois constaté, chez quelques femmes, un simulacre de bronchite, sur laquelle on attirait mon attention : l'état général du sujet, l'absence de tout symptôme d'inflammation de la muqueuse trachéo-bronchique à la percussion et à l'auscultation du thorax, m'ont toujours fait considérer la toux, dans ces conditions, comme un phénomène sympathique de l'engorgement utérin. Cette pseudo-bronchite sans expectoration (1) s'évanouissait d'ailleurs soit à l'apparition, soit à la disparition du flux cataménial.

Entre autres symptômes sympathiques de la présence d'un globule de verre dans le conduit auditif externe d'une fille de dix ans, Fabrice de Hildan remarqua une *toux sèche* (2), qui est vraisemblablement de même nature que la petite toux sèche, spasmodique, signalée par tous les otologistes et qui se montre chaque fois qu'on introduit le spéculum dans l'oreille : cette toux, liée à une véritable sensation répercutée, persiste quelques minutes.

L'excitation, non plus du conduit auditif externe, mais de la peau du pavillon de l'oreille, détermine, chez certains individus, des associations sensitives qui méritent une mention. Ainsi deux jeunes gens m'ont affirmé que la succion ou simplement le chatouillement du lobule auriculaire à l'aide d'une barbe de plume suscitaient, chez le premier, une sensation constrictive naissant de la partie supérieure de la fesse du même côté et s'étendant parfois jusqu'à l'extrémité du pied (3), — chez le

(1) Quand elle existe, elle est salivaire et consiste plutôt en une sorte d'expuition.

(2) Voir J.-B. Monfalcon, *loc. cit.*, p. 582. — Cette toux ne cessa qu'après l'extraction du globule de verre.

(3) Quand on pinçait le membre inférieur d'une malade de Vulpian, atteinte d'hémorrhagie cérébrale, cette femme souffrait d'un sentiment général de malaise ayant pour point de départ une sensation pénible à l'oreille. (Cité par Ch. Richet).

second, un chatouillement au pli de l'aine correspondante, lequel, gagnant les organes de la génération, la verge, en provoquait l'érection. Les Anciens n'avaient-ils pas reconnu l'union sympathique de ces organes avec les oreilles ? Certains Scythes, dit J.-B. Monfalcon (1), tombaient, par le fait de l'équitation qui leur était familière, dans un état d'impuissance déclaré sans ressources lorsqu'il résistait aux scarifications faites derrière les oreilles. D'après Hippocrate, qui rapporte cette observation, les évacuations sanguines dans cette région de la tête guérissent la paralysie des parties génitales (2).

D'autre part, un sourd ne pouvait se toucher le conduit auditif externe du côté gauche sans ressentir une douleur à la langue (3).

Une hydatide qui, chez un homme, s'était formée sur la langue, causa, en se détachant, des douleurs d'oreilles (4).

On lit encore, dans l'article de J.-B. Monfalcon (5), qu'un individu se plaignait alternativement d'une douleur à la langue et de surdité du même côté, de telle sorte que, le vice de l'oreille subsistant, la langue cessait d'être affectée, et réciproquement.

Un homme reçut un coup d'épée entre la troisième et la quatrième côte, perdit la vue pendant quelques jours et la recouvra par degrés lorsque la plaie se cicatrisa (6).

(1) *Loc. cit.*, p. 577.

(2) L'application d'un séton à la nuque aurait fait quelquefois naître le priapisme.

(3) D'après Tissot, cité par J.-B. Monfalcon, *loc. cit.*, p. 562. — Il convient de rapprocher ce fait et le suivant de ce que nous avons déjà dit au sujet des synalgies temporo-linguales.

(4) *Ex* J.-B. Monfalcon, *loc. cit.*, p. 557.

(5) *Loc. cit.*, p. 557.

(6) *Ex* J.-B. Monfalcon, *loc. cit.*, p. 558. — Schmiedel et Barthez présumaient que l'instrument vulnérant avait blessé le nerf trisplanchnique.

N'y a-t-il pas lieu de supposer qu'il s'agissait alors d'une amaurose de même nature que celle résultant d'une plaie des nerfs sus-orbitaires ou de l'action des Vers intestinaux ?

On sait que l'atroce douleur de la colique hépatique s'irradie souvent de l'hypochondre droit et de l'épigastre vers le dos et l'épaule droite. Pareillement, dans l'hépatite suppurée, à la période aiguë qui précède la collection purulente, « il n'est pas rare d'observer l'irradiation de la douleur de l'hypochondre vers l'épaule droite, et parfois même dans le cou et dans le membre supérieur de ce côté ; ces symptômes, ainsi que l'a indiqué Luschka, sont dûs à l'excitation du nerf phrénique. » (1)

Dans l'accès de colique néphrétique, la douleur lombaire, presque toujours unilatérale et très violente, s'étend à la vessie, à la cuisse et au testicule (qui est alors fortement rétracté vers l'anneau inguinal). (2)

La douleur de la cystite aiguë du col peut être parfaitement limitée à la région hypogastrique, mais elle peut aussi présenter des irradiations non moins pénibles vers le périnée, la région anale, le testicule et les membres inférieurs. (3)

Quand un calcul existe dans la vessie, les douleurs siègent habituellement à l'extrémité de la verge (4). « Ces douleurs réflexes, — dit le Dr L. Moynac (5), — sont

(1) S. Jaccoud : *Traité de pathologie interne*, 7e édition, 1883 : t. III, p. 45.

(2) S. Jaccoud, *loc. cit.*, t. III, p. 241.

(3) S. Jaccoud, *loc. cit.*, t. III, p. 241.

(4) « Cette douleur de l'extrémité de la verge n'est ni constante, ni spéciale aux calculs ; elle doit être regardée comme la preuve d'une irritation du col de la vessie produite par n'importe quelle cause ; quoi qu'il en soit, elle est très importante ; elle porte parfois les enfants à exercer des tractions sur la verge, comme si ces manœuvres pouvaient déplacer le calcul logé au niveau du col ; aussi cet organe peut-il prendre chez eux des dimensions exagérées. » (L. Moynac).

(5) *Loc. cit.*, t. II, p. 398.

probablement dues à la pression du calcul sur le col; elles retentissent souvent dans l'hypogastre, le périnée, les lombes. »

Pour nous, l'uréthralgie localisée au niveau du gland et sympathique d'un calcul vésical constitue une véritable répercussion douloureuse d'une *synalgie à type viscéral* (1). Nous ne croyons pas qu'elle soit comparable à l'illusion des amputés et se produise d'après le même mécanisme. Cependant, s'il était démontré que le calcul urinaire excitât, sur leur trajet, des filets nerveux qui, passant sous la muqueuse de la vessie, iraient s'épanouir à l'extrémité glandaire de l'urèthre, il serait inutile de recourir à la théorie centrale des synesthésies pour expliquer la douleur perçue à cette extrémité. Le malade la ressentirait alors tout comme il souffre du petit doigt quand un coup violent (choc du coude sur une table, par exemple) vient à comprimer le nerf cubital dans la gouttière épitrochléo-olécrânienne (2).

Dans la périnéphrite, « un des symptômes les plus importants, parfois même celui qui éclate le premier, est une douleur locale, circonscrite à l'un des côtés de la région lombaire, tantôt obtuse, sourde et profonde, tantôt vive, aiguë, lancinante. » (3) Cette douleur peut s'accompagner d'une sorte d'irradiation vers la cuisse,

(1) Les nerfs des couches musculeuse et muqueuse de la vessie proviennent du plexus hypogastrique et renferment des tubes nerveux appartenant aux nerfs sacrés. — La portion spongieuse de l'urèthre et la muqueuse du gland reçoivent des filets du nerf honteux interne, l'une des branches collatérales du plexus sacré.

(2) « Les douleurs que les malades atteints de la pierre ressentent au méat urinaire sont aussi des synesthésies, mais qui ne sont pas tout à fait comparables à celles que nous venons de mentionner. En effet dans les vraies synesthésies il y a deux sensations simultanées, perçues par une seule excitation en deux points différents, éloignés l'un de l'autre, et n'ayant pas de rapports anatomiques immédiats. Au contraire, dans la douleur du méat, il y a une excitation viscérale rapportée à une muqueuse voisine. C'est plutôt une illusion perceptive qu'une synesthésie et c'est quelque chose d'analogue à ce que nous avons appelé le périphérisme. » Ch. Richet, *loc. cit.*, p. 301-302.

(3) S. Jaccoud, *loc. cit.*, t. III, p. 225.

irradiation observée par S. Jaccoud et qui se présentait avec une telle intensité, une telle persistance, que le malade était traité pour une névralgie crurale. Si l'on se rappelle la situation qu'occupe le rein par rapport au muscle psoas et au plexus nerveux lombaire (pris dans l'épaisseur même de ce muscle), on est en droit de supposer que l'irradiation crurale dont il s'agit résulte d'une compression exercée par le phlegmon périnéphrétique sur le plexus lombaire d'où provient le nerf crural. Un autre symptôme, la *parésie* du membre inférieur du même côté, qui se joint quelquefois à la douleur sympathique, plaide en faveur de la supposition précédente. L'action de la périnéphrite serait donc semblable à celle de toutes les tumeurs qui compriment ou détruisent un ou plusieurs filets nerveux et donnent naissance à des douleurs ou à des phénomènes de sensibilité spéciale, suivant la nature du nerf atteint. Les *pseudo-synalgies* ou les *pseudo-synesthésies* produites de cette façon et souvent mêlées à de véritables répercussions sensitives ne sont pas toujours facilement distinguées de celles-ci, — ce qui explique pourquoi l'on trouve au nombre des synesthésies et des sympathies en général tant de faits qui ne leur appartiennent pas et ne relèvent que d'une compression nerveuse ou vasculaire. Aussi, pour différencier une pseudo-synalgie d'une vraie, faut-il : 1° tenir compte des rapports anatomiques ; — 2° noter avec soin les troubles de motilité et de circulation qui accompagnent les irradiations douloureuses. Ces troubles manquent presque toujours dans les véritables synesthésies ou, quand ils sont associés à une douleur sympathique, en dépendent absolument et ne sont pas plus persistants que la douleur elle-même. Au point de vue pratique, surtout en clinique, ces remarques ont bien leur importance.

Pareillement, les douleurs sciatiques, crurales et abdomino-génitales qui naissent à la suite d'affections utérines et ovariennes peuvent reconnaître pour cause une compression, une excitation médiate des plexus nerveux sacrés ou lombaires par un utérus gonflé (métrite chronique, corps fibreux de la matrice, etc.) ou un kyste de l'ovaire. Qu'il y a loin de ces sortes de douleurs à la *lumbalgie* provoquée par un simple rétrécissement de l'urèthre (1), ou seulement à la répercussion fémorale de la douleur du testicule ! (2)

Tous les faits que nous venons de citer jusqu'ici et dont il serait aisé de grossir la liste en faisant de nouvelles recherches dans les ouvrages spéciaux de pathologie, mériteraient un travail de coordination semblable à celui que nous avons entrepris sur les synalgies cutanées. De ce travail résulterait sans doute une série de considérations aussi profitables au physiologiste qu'au praticien. Néanmoins, tels qu'ils ont été présentés, ces faits suffisent à montrer que les associations sensitives, les irradiations douloureuses ou suspensives de l'activité d'un centre perceptif, compliquent souvent la symptomatologie d'une affection et en accidentent le tableau clinique. Il est donc nécessaire de les connaître et fort utile de se rendre compte de leur mécanisme. Peut-être la théorie cérébrale des synalgies ne convient-elle pas à tous les phénomènes en question et doit-on faire intervenir, pour certains d'entre eux, une action réflexe (vasculaire) ou le jeu intermédiaire d'un centre d'arrêt, mais il reste à déterminer si l'acte réflexe (congestion ou ischémie locales) est un effet direct ou indirect de l'irrita-

(1) « Il faut savoir que certains rétrécissements de l'urèthre, même peu prononcés, donnent lieu à des douleurs lombaires très tenaces qui ne cèdent qu'au passage des bougies. » P. Tillaux, *loc. cit.*, p. 034.

(2) Weir Mitchell, — cité par Ch. Richet (*loc. cit.*, p. 319, note), — aurait décrit avec précision une région de la cuisse dans laquelle s'irradie toujours la douleur du testicule.

tion primordiale. Enfin, quand une excitation intra-cérébrale porte simultanément sur deux centres perceptifs et qu'on ne sait s'il existe ou non une cause synalgogène périphérique, il est extrêmement difficile de distinguer l'association née dans ces conditions d'une synesthésie d'origine extra-centrale.

CHAPITRE XII

Des sympathies en général. — Mouvements associés ou syncinésies. — Division des sympathies en trois groupes principaux. — Pseudo chromesthésie : audition colorée. — Allochirie ou allesthésie.

Les synalgies et les synesthésies appartiennent à ce vaste ensemble de phénomènes, dits *sympathiques*, dont la connaissance était jadis considérée comme indispensable à la pratique de la médecine. Mais, depuis que la *théorie de l'acte réflexe* domine de si haut, — et d'ailleurs à juste raison, — la physiologie générale des centres nerveux, l'étude des *sympathies* a semblé devoir rentrer tout entière dans celle des *actions diastaltiques* (1). Cette absorption des premières par les secondes n'a eu lieu qu'au détriment de celles-là. Aussi voyons-nous maintenant certains de nos meilleurs auteurs de *Physiologies* contemporaines se contenter d'écrire, dans leurs ouvrages classiques, que le mécanisme des réflexes (musculaires, vasculo-moteurs, etc.) explique facilement les phéno-

(1) Envisagées au point de vue le plus général, ces *actions diastaltiques* (Marshall-Hall), ou *actes réflexes*, ne doivent pas être définies : « *la propriété du système nerveux en vertu de laquelle des mouvements succèdent à des impressions, sans que ces impressions aient été senties ou perçues* » (J. Béclard, *loc. cit.*, p. 938) ; — mais bien : « *tout acte provoqué par l'effet d'une excitation qui, transmise à des centres nerveux quelconques par des nerfs sensitifs ou centripètes, est réfléchie par ces centres dans des nerfs moteurs ou centrifuges* » (Mathias Duval). C'est dans le sens aussi étendu de cette dernière définition que nous parlons ici des actions diastaltiques.

mènes sympathiques et... passer outre. De nos jours, il est vraiment fait trop bon marché de ces phénomènes, — et dans les ouvrages en question et dans les cours très savants du professeur chargé d'enseigner à l'étudiant le *modus vivendi* de l'organisme. Il est d'ailleurs inexact d'affirmer que toutes les sympathies sont des actes réflexes : les synalgies, les synesthésies, par exemple, se produisent d'une manière différente. D'autre part, les *mouvements associés*, tels que ceux dont nous allons rapporter une observation un peu détaillée, ne sont pas assimilables aux vrais mouvements réflexes.

Tout le monde sait qu'il est facile de remuer les doigts d'une main indépendamment de ceux de l'autre main, lesquels peuvent rester complètement immobiles. Chez un jeune homme de Gray, Henri Brésard, j'ai constaté, au contraire, une association fatale des mouvements qui résultent de la contraction des muscles digitaux similaires de droite et de gauche. Fléchit-il l'index droit, par exemple, l'index gauche se fléchit en même temps; l'extension du médius gauche, de l'annulaire, etc., s'accompagne de l'extension des doigts correspondants de la main droite. On remarque une entière concordance, une parfaite symétrie dans les mouvements des doigts de l'une et de l'autre main. Aussi les mouvements asymétriques et simultanés des extrémités digitales offrent-ils, chez lui, une difficulté presque insurmontable d'exécution. Il a dû, pour ce motif, abandonner le violon qu'il essayait en vain d'apprendre. Le piano est également, pour lui, un instrument inabordable : ainsi, il ne peut monter une gamme à l'octave des deux mains à la fois.

Autre fait : lorsque les muscles digitaux d'une main travaillent, ceux de l'autre main, qui ne produisent point d'effet utile, se fatiguent davantage. La même chose arrive lorsque la main droite, par exemple, soulève un poids durant un temps suffisant : c'est alors les muscles fléchisseurs des doigts du côté gauche qui éprouvent la plus grande fatigue.

Je plaçai sur une table une feuille de papier que je fixai devant H. Brésard assis et tenant un crayon de chaque main, puis je le priai d'écrire son nom et son prénom des deux mains à la fois : il le fit sans trop d'hésitation et je constatai alors que la main gauche avait tracé, de droite à gauche (en sens inverse, par conséquent, de notre écriture ordinaire), des caractères semblables à ceux figurés par la main droite et fort lisibles, ce dont on pouvait d'ailleurs s'assurer facilement en retournant la feuille et regardant par transparence.

Cette association involontaire et anormale des mouvements des doigts est, chez le sujet de notre observation, un état congénital. Tout jeune, Brésard était en but aux moqueries des personnes qui l'entouraient, parce qu'elles le voyaient souvent remuer les doigts d'une main sans cause apparente. Voulait-il prendre, avec la main droite, un mouchoir ou un autre objet dans sa poche, les doigts de la main gauche effectuaient aussitôt à vide l'acte de la préhension résultant de la contraction des muscles de la main cachée. La main gauche devenait le miroir où se réfléchissaient tous les mouvements de la main droite, miroir d'autant plus fidèle que l'enfant apportait moins d'attention à ce qu'il faisait.

Par de grands efforts de volonté, Brésard est arrivé aujourd'hui à restreindre considérablement l'amplitude de ces mouvements sympathiques; mais il n'atteint ce résultat qu'au prix d'une contraction énergique et très fatigante des muscles antagonistes de ceux qui entrent en action.

Et une sorte de preuve que la volonté est impuissante, chez lui, à réprimer complètement les contractions des muscles de la main qui doit rester en repos, ressort de l'expérience suivante, que j'ai plusieurs fois répétée. Je priais Brésard de placer les deux mains sur une table, de façon que toute la face palmaire fut en contact avec cette table, puis, lui fixant les doigts de la main gauche, je suppose, de telle manière qu'ils demeurassent immobiles, je l'engageais à soulever alternativement les doigts de la main droite, tout en s'efforçant d'éviter un mouvement semblable de ceux de l'autre main. Eh bien, malgré cela, je voyais toujours, — et rien n'est plus facile à constater, — les tendons des muscles extenseurs des doigts fixés et immobiles se tendre alternativement et saillir sous la peau, preuve irrécusable d'une contraction involontaire de ces muscles. D'ailleurs, pour bien m'assurer du fait, je variai les conditions de l'expérience et cette contraction fut encore mise parfaitement en évidence lorsque Brésard serrait un objet assez volumineux d'une main, ou formait le poing avec celle-ci, pendant qu'il étendait les doigts de la main du côté opposé.

Ces mouvements sympathiques des doigts, les seuls dans le genre qu'offre Henri Brésard, sont d'autant plus singuliers chez lui qu'il arrive facilement, par l'exercice, à dissocier d'autres combinaisons normales de la motricité (1), à effectuer, par exemple, des mouvements très asymétriques, simultanés et diamétralement opposés. Ainsi, décrire d'avant en arrière un cercle avec l'avant-bras droit, pendant que l'avant-bras gauche décrit un cercle d'arrière en avant, est, pour lui, chose des plus aisées. (2)

Le fait des mouvements associés en général est bien

(1) Ce qui lui est impossible de faire pour les mouvements des doigts.

(2) Lors des premières observations que je fis sur lui au sujet de ses mouvements associés des doigts, Henri Brésard était âgé de 27 ans et avait toujours joui d'une bonne santé habituelle.

connu et même très fréquemment observable en plein état de santé. « Nous voulons mouvoir les muscles de l'oreille externe; mais, à cette intention, nous faisons agir aussi le muscle épicrânien et beaucoup de muscles de la face. Nous voulons élever ou abaisser l'aile du nez; mais nous fronçons en même temps les sourcils, sans le vouloir. En général, il n'y a qu'un très petit nombre d'hommes qui aient la faculté d'isoler les mouvements des divers muscles de la face; la plupart n'en peuvent mouvoir un sans que d'autres se contractent simultanément. Les muscles du périnée, le sphincter et le releveur de l'anus, le transverse, le bulbo-caverneux, l'ischio-caverneux et le pubo-uréthral se meuvent presque toujours ensemble, quoique la volonté soit de ne faire agir qu'un seul d'entre eux.

Cette association est surtout bien prononcée dans les mouvements de l'iris; car nous ne saurions tourner l'œil en dedans, au moyen du muscle droit interne, sans que l'iris se contracte en même temps; il nous est impossible aussi de porter l'œil en dedans et en haut, par l'action du muscle oblique inférieur, sans que l'iris se rétrécisse....

.... Il est difficile à la plupart des hommes de faire agir séparément les divers ventres du muscle extenseur commun des doigts, et de lever chacun de ceux-ci seul, surtout le troisième et le quatrième, qui n'ont point d'extenseur propre. Dans les efforts, beaucoup de muscles agissent par association, sans que leurs mouvements aient un but quelconque; la personne qui s'y livre contracte les muscles de sa face, comme si elle pouvait par là contribuer à soulever le fardeau....

.... Il est un fait sur lequel je dois encore appeler l'attention d'une manière spéciale, parce qu'il prouve combien *la tendance à l'association des mouvements est pro-*

noncée entre les parties similaires des deux côtés du corps : c'est le mouvement volontaire de l'iris. Le mouvement de l'iris est toujours simultané dans les deux yeux, tant lorsqu'il a été provoqué par une cause extérieure, que quand il résulte d'une détermination de la volonté, et il s'accomplit toujours de la même manière absolument, soit que la cause externe ou interne agisse sur les deux yeux, soit qu'elle porte sur un seul de ces organes (1)...

.... Il y a impossibilité de tourner l'un des yeux en bas et l'autre en haut, ou de les tourner tous deux en dehors ; constamment l'un de ces organes se porte involontairement en dedans lorsqu'on dirige l'autre en dehors (2) ... Il faut une certaine habitude pour tenir ouvert un œil seul.... Peu d'hommes ont la faculté de faire agir, par le moyen du nerf facial, les muscles d'un des côtés de leur face autrement que ceux du côté opposé.

(1) « Les dimensions de la pupille sont plus grandes quand la lumière agit sur un seul œil que quand elle les frappe tous deux. Si la lumière exerce une action inégale sur les deux organes, les deux pupilles n'en présentent pas moins les mêmes dimensions, qui correspondent alors à la moyenne des deux impressions. Il en est de même pour les mouvements de l'iris auxquels la volonté donne lieu... Les deux iris se resserrent lorsqu'un seul œil regarde en dedans, l'autre conservant sa position droite. La faculté de rétrécir l'iris en tournant les yeux en dedans, faculté que d'ailleurs tous les hommes possèdent, est développée chez moi à un degré extraordinaire. Si je ferme un œil, et que je regarde droit devant moi avec l'autre, je meus à volonté l'iris de celui-ci, suivant que je porte le premier, qui est fermé, en dedans ou en dehors. Ici la cause est cachée, et le phénomène paraît d'autant plus surprenant que l'œil sur lequel elle agit est ouvert ; mais elle devient manifeste aussitôt que j'ouvre l'œil qui avait été fermé jusqu'alors, car on voit que je le tourne en dedans chaque fois que je veux rétrécir l'iris de l'autre...

Un fait intéressant, et qui s'explique sans peine d'après nos principes, est le rétrécissement des deux iris pendant le sommeil. C'est là aussi un mouvement associé, ayant pour cause la situation en dedans et en haut que les yeux prennent chez les personnes qui dorment, de sorte que le cerveau, en même temps qu'il imprime l'activité à la branche correspondante du nerf oculo-musculaire commun, stimule aussi celles de ce nerf qui vont gagner le ganglion ophthalmique. » J. Muller, *loc. cit.*, t. I, p. 588.

(2) J'ai connu, à Nancy, un jeune étudiant, St. de O..., qui dissociait parfaitement une série de mouvements normalement associés, ceux des yeux, entre autres. Ainsi, il déterminait chez lui, à volonté, des effets curieux de strabisme unilatéral, convergent, divergent, *sursum* ou *deorsum*, après avoir préalablement fixé dans la vision directe, par une simple incitation cérébrale, l'un des deux yeux, qui restait immobile pendant que l'autre accomplissait les mouvements désirés.

Je puis mouvoir les muscles du pavillon de l'oreille, même les plus petits, ou du moins d'une manière très sensible celui de l'antitragus ; mais j'ai beau vouloir ne le faire que d'un seul côté, l'effet a lieu également sur l'autre oreille.... On sait combien il est difficile d'exécuter, soit avec les bras, soit avec les jambes, des mouvements rotatoires opposés dans une certaine direction, par exemple autour d'un axe transversal commun, tandis que les mouvements similaires s'exécutent très facilement avec deux membres à la fois. » (1)

Quant à l'explication de ces phénomènes d'association motive, on l'a cherchée dans une innervation provenant de la même source (mouvements de l'iris associés à la contraction des muscles droit interne ou petit oblique de l'œil), — dans une sorte de tendance (peut-être préétablie, peut-être contractée par habitude) que présentent les parties homologues de la substance grise de la moelle épinière à fonctionner de la même façon lorsqu'elles reçoivent une excitation quelconque (Vulpian), — dans la propagation de l'excitation d'un centre gris moteur vers un centre moteur voisin (Eckhard). (2)

J'ignore si l'association fatale des mouvements des doigts, qui se commandent réciproquement de l'une à l'autre main, a déjà été observée. Mais ce fait nous paraît curieux par sa rareté et intéressant en ce sens qu'il faut, pour être logique, admettre des rapports tellement intimes entre les centres sous-encéphaliques des mouvements des doigts de la main droite et de la gauche, que la volonté ne peut exciter l'un sans exciter l'autre en même temps. C'est un avis partagé par M. Mathias Duval qui, ayant pris connaissance de mon observation,

(1) J. Muller, *loc. cit.*, t. I, p. 587-589.

(2) Voyez d'ailleurs Mathias Duval : art. *Nerfs* du *Dict. de Jaccoud*, t. XXIII (1877), p. 550-551 (*Mouvements associés*).

pense, dans le cas particulier, à quelque anomalie anatomique établissant, dans la moelle épinière, une fusion des deux centres médullaires (droit et gauche) qui président à ces mouvements, de sorte que le cerveau, croyant commander à un seul des centres en question, à une seule main, commande fatalement aux deux (1).

L'interprétation la plus vraisemblable qu'on puisse donner des phénomènes d'association cinésique en général nous semble être celle d'Eckhard (2). Par leur mécanisme, les *mouvements associés* se rapprocheraient donc des *sensations associées* et mériteraient de porter le nom de *syncinésies* (σύν, avec, ensemble; κίνησις, mouvement) proposé par Vulpian : cette dénomination ferait bien le pendant de *synesthésies* (3).

(1) Ici, — m'écrivait M. Mathias Duval, — nous pourrions faire plus que l'hypothèse, nous pourrions chercher à la vérifier : il faudrait, sur le sujet endormi (naturellement ou par un anesthésique), essayer de produire des réflexes se traduisant par les mouvements des doigts d'une main et voir si l'autre main reproduit ces mouvements. — Je n'ai malheureusement pu me placer dans des conditions à vérifier de la sorte cette explication. Mais le fait des contractions musculaires que nous avons signalées comme s'effectuant malgré la volonté la plus énergique de les éviter, et cet autre que les mouvements sympathiques s'accentuent d'autant plus qu'il y a moins d'attention attachée à leur production, me semblent parler hautement en faveur de l'hypothèse que nous venons d'émettre.

(2) « Un centre moteur, — dit Mathias Duval, — étant mis vivement en action, peut être ébranlé de telle sorte que son excitation s'irradie jusque dans des centres voisins. C'est là le mécanisme de tous les tics et de tous les mouvements involontairements associés.... Tous ces phénomènes ont été regardés à tort comme des mouvements réflexes ; mais déjà Eckhard avait fait remarquer que rien ne montre ici l'intervention d'un acte réflexe et qu'il s'agit simplement d'une excitation simultanée involontaire, c'est-à-dire de la propagation de l'excitation d'un centre gris moteur vers un centre moteur voisin. »

(3) H. Beaunis (*loc. cit.*, t. I, p. 561), après avoir écrit tout d'abord qu' « *il ne faut pas confondre les* mouvements *dits* associés *avec les mouvements réflexes,* » ajoute : « Ainsi, quand la pupille se rétrécit au moment de la contraction du muscle droit interne de l'œil, c'est que le même nerf innerve ce muscle et le constricteur pupillaire et que *les centres nerveux* de ces deux mouvements *sont excités simultanément* et *non parce qu'il y a transmission réflexe d'un centre à l'autre*.... D'après Eckhard, il faudrait voir dans tous ces phénomènes une simple propagation de l'excitation d'un centre gris moteur à un centre moteur voisin. Cependant je ferai remarquer que cette propagation ne peut guère se comprendre autrement que comme une transmission par des fibres commissurales réunissant les cellules nerveuses des deux centres, et qu'*il est bien difficile de ne pas voir là quelque chose d'analogue à un acte réflexe.* »

Si nous avions à étudier les SYMPATHIES dans leur ensemble, nous les diviserions pour lors en trois groupes principaux, savoir :

I. Les *sympathies réflectives*.

II. Les *sympathies de la motricité* ou *syncinésies* (mouvements associés).

III. Les *sympathies de la sensibilité* ou *synesthésies* (sensations associées).

Les premières rentrent seules dans les actions réflexes de toutes les sortes (motrices, vasculaires, sécrétoires, etc.) et comprennent une foule de phénomènes qui ont longtemps intrigué nos devanciers (1). La diarrhée abondante et presque instantanée (*diarrhée des combattants*) qu'occasionnent les violentes émotions et principalement la frayeur, le besoin fréquent d'uriner produit par l'inquiétude impatiente (2), — la sécheresse de la muqueuse buccale et l'impossibilité d'articuler des mots (*vox faucibus hæsit*), déterminées par la peur (3),

(1) Gardons-nous de ranger dans les sympathies réflectives des phénomènes qui n'ont rien de sympathique, sauf l'apparence, et résultent d'une infection générale de l'organisme, d'une sorte d'auto-inoculation ou de l'action éloignée d'éléments ou de principes morbifiques, transportés par la circulation lymphatique ou sanguine à une distance plus ou moins grande d'un foyer de suppuration, d'une ulcération cancéreuse, d'une plaie envenimée, etc., — comme le faisaient les Anciens à qui *microbes, ptomaïnes, leucomaïnes* et autres découvertes récentes étaient totalement inconnus. Ainsi, quand un cancer abdominal s'accompagne d'adénopathie sus-claviculaire du côté gauche, par exemple, il ne s'agit pas, en réalité, d'une véritable sympathie, mais bien d'un phénomène de propagation morbide, qui peut s'expliquer par le trajet anatomique du canal thoracique : celui-ci vient se jeter dans le confluent des veines jugulaire interne et sous-clavière gauches, en arrière de la clavicule de ce côté ; sa crosse terminale se trouve par suite placée peu au-dessous du groupe des ganglions sus-claviculaires dont les troncs lymphatiques, extrêmement courts, les mettent en rapport presque immédiat avec la cavité du canal thoracique. (Voyez *Le Praticien* du 20 février 1888 : *Société médicale des Hôpitaux*.)

(2) Une violente émotion peut augmenter aussi la quantité d'urine excrétée dans les vingt-quatre heures, témoin cette femme qui, à la nouvelle de la mort de son mari, expulsa dans la journée jusqu'à quinze litres d'urine (d'après Lacombe, cité par G. Witkowski).

(3) « Longet raconte dans sa *Physiologie* que, pour reconnaître le coupable entre plusieurs accusés, les Indiens leur font garder dans la bouche, pendant un certain temps, quelques grains de riz, et ils condamnent celui qui à la fin de l'épreuve a la bouche sèche. » (G. Witkowski.)

— la sécrétion des larmes que provoquent la tristesse ou la joie, — la syncope émotive, — l'apparition d'une sueur froide, l'accélération des mouvements du cœur, la rougeur ou la pâleur du visage (1) par certaines causes morales, etc., tous les faits du même genre, en un mot, appartiennent également à ce premier groupe de sympathies.

Nous ne dirons rien de plus que précédemment sur les mouvements associés, qui d'ailleurs ne se rattachent que d'une manière incidente à notre sujet. Mais nous ne passerons pas sous silence les curieux phénomènes désignés par Chabalier sous le nom de *pseudochromesthésie* (de ψευδής, faux, χρῶμα, couleur, et αἴσθησις, sensation) et qui semblent devoir former une subdivision des synesthésies.

Le Dictionnaire de E. Littré et Ch. Robin (2) nous apprend que la *pseudochromesthésie* est une anomalie de la perception des impressions visuelles dans laquelle, à la lecture, les voyelles paraissent colorées chacune d'une teinte différente; leur réunion dans les mots donne à ceux-ci une coloration particulière, d'après les divers assemblages qui servent à les composer (3).

(1) « La *rougeur* est produite par l'attention que nous portons à notre propre visage. *L'attention portée sur une partie du corps tend à modifier la tonicité des artérioles de cette partie*; ces petits vaisseaux se relâchent et se remplissent de sang artériel. La crainte de l'opinion d'autrui fait diriger notre pensée sur notre personne, à l'aspect seulement de laquelle on a toujours attaché de l'importance, et surtout sur notre visage, qui est le principal objet de l'examen d'autrui; les artérioles se relâchant, se remplissent d'une plus grande quantité de sang, le visage rougit.

« Par suite de sa répétition incessante durant un nombre immense de générations, ce mécanisme a dû devenir tellement habituel et s'associer si étroitement à l'idée que nous sommes l'objet de l'attention d'autrui, qu'il nous suffit maintenant d'appréhender une critique pour que nos capillaires se relâchent, sans que nous ayons du reste conscience d'une préoccupation quelconque relative à notre visage. (Darwin) » — *Ex* F. Paulhan.

(2) Quatorzième édition, 1878.

(3) « Sur d'autres elles sont perçues avec leur couleur noire, mais aussitôt cette perception suscite l'idée d'une couleur, rouge pour l'*a* par exemple, rose pour l'*e*, blanche pour l'*i*, etc. » E. Littré et Ch. Robin.

Chez une demoiselle de ma connaissance, l'association nette d'une sensation de forme à celle de couleur ne se présente que pour la première voyelle et seulement à la lecture. Ainsi, elle voit toujours l'A rose. Un mot qui contient un ou plusieurs A lui apparaît avec une tache rose ou illuminé d'une teinte rose. Cette synesthésie spéciale lui est d'une certaine utilité pour orthographier les syllabes qui se prononcent « an » : elle n'écrira pas *commencer* ou *comment*, par exemple, avec un A, parce que ces mots n'existent point dans sa mémoire avec la tache rose caractéristique, ce qui a lieu, au contraire, pour *commander* et, à plus forte raison, pour *commandant*. Sans pouvoir assigner une coloration particulière à l'I, le même sujet le voit clair, lumineux, tandis que l'U lui semble d'un noir très sombre, l'E et l'O ternes, mais moins noirs que l'U : aussi la diphtongue AI estelle, pour la demoiselle en question, fort claire, fort brillante et jette-t-elle une grande clarté sur le mot qui la contient; la diphtongue AU se trouve, en revanche, assombrie par la présence de l'U.

Dans cette observation et dans les semblables, le siège des phénomènes pseudochromesthésiques est sans doute le centre perceptif des impressions visuelles. Mais remarquons en outre le fait plus intéressant encore de l'excitation des centres de perception chromatique par la mise en activité d'un autre centre *voisin* et chargé de fonctions toutes différentes, par celle du centre des perceptions auditives (1).

Chez un sujet de M. Pedrono (2), par exemple, les bruits provoquent des sensations lumineuses et colo-

(1) Le souvenir des voyelles ou des mots, ainsi que l'*audition de leur prononciation*, suscite également chez certains l'idée de cette couleur, *indépendamment de toute sensation visuelle causée par leur représentation objective.* » E. Littré et Ch. Robin.

(2) Voyez les *Annales d'oculistique*, 1882.

rées, sympathiques : un bruit sourd lui paraît de couleur sombre ; un coup de canon lointain n'éveille qu'une vague clarté sans couleur tranchée ; un bruit aigu, comme celui d'un sifflet de bateau à vapeur ou de locomotive, passe du jaune au gris, puis au bleu, quand l'acuité augmente ; — les voyelles I et E sont brillantes, l'A et l'O le sont moins, la diphtongue OU est très sombre ; — les voix humaines ont, comme les instruments (1), leur timbre et leur couleur ; les voix bleues, pour le sujet cité, sont très communes, mais les voix vertes sont très rares.

Berti examina une autre personne qui voyait l'O d'un vert glauque et la diphtongue OU d'un bleu sombre.

Interrogé par M. de Rochas, un avocat a déclaré qu'il voyait l'A carmin foncé, l'E blanc, l'I noir, l'O jaune, l'U bleu d'azur, AI marron, EI blanc grisâtre, EU bleu clair, OI jaune ; — que, pour lui, les consonnes ajoutent une teinte d'un gris foncé à la couleur des voyelles auxquelles elles sont liées ; — que la sifflante S donne à cette couleur l'éclat métallique ; — enfin, que les phrases lui apparaissent comme des bandes où les couleurs vives sont séparées par des intervalles gris.

Un autre avocat, d'après M. le Dr Lauret, de Montpel-

(1) « Chez le sujet de M. Pedrono, toute note musicale provoque une sensation lumineuse dont la couleur est indécise et ne semble pas dépendre de la hauteur ; celle-ci, au contraire, influe sur l'éclat de la couleur perçue : toute note élevée suscite une couleur brillante et toute note grave une couleur sombre. Les accords donnent lieu à des couleurs bien déterminées : l'accord parfait en *fa* est vu jaune, et l'accord parfait en *la* mineur, violet. Lorsque l'accord est dissonant, il a une couleur qui se rapproche de celle d'un accord parfait, mais d'où semblent se détacher en couleurs diverses les notes dissonantes. Le timbre des sons semble jouer un rôle considérable sur l'apparition des couleurs subjectives perçues par le sujet de M. Pedrono ; ainsi la mélodie bretonne *Hollalha*, jouée successivement sur plusieurs instruments, suscita chez lui des couleurs différentes, mais qui restaient les mêmes pendant toute la durée du morceau sur chaque instrument : jaune sur l'harmonium et le saxophone ténor, rouge sur la clarinette, bleue sur le piano. » (*Grand Dictionnaire de P. Larousse*, 2e supplément, art. *Audition*.) Chez ce sujet, c'est la couleur du mot, et non une couleur caractéristique de la hauteur du son, qui est perçue par association lorsqu'on prononce le nom des notes en les chantant : ainsi le *do* est jaune, le *ré* blanc, le *mi* noir.

lier (1), voit l'A rouge, l'E jaune, l'I noir, l'O blanc et l'U bleu ; de plus, le timbre de chaque voix se manifeste, pour lui, dans une conversation courante, par une teinte uniforme et variable suivant la personne qui parle.

M. Lauret a encore observé, ces temps derniers, un homme de cinquante ans, ancien officier, qui n'entend aucun son sans percevoir une couleur associée. « Le hasard est singulier, sa femme jouit du même privilège, si privilège il y a. Comme toujours, ce sont les voyelles qui impressionnent le plus l'homme et la femme. Seulement Mme A... ne voit pas les mêmes couleurs que son mari. L'officier voit l'A noir, l'È jaune paille, l'E bleu de ciel clair, l'I blanc, l'O rouge, l'U verdâtre. » (2) Chez eux, les sons musicaux déterminent également les phénomènes de l'audition colorée : la couleur varie du marron foncé au jaune paille et même au blanc, en passant des notes basses aux notes élevées. Pour le mari, la sensation colorée est « *extériorisée* » à une distance de 1 ou 2 mètres, quelle que soit la distance à laquelle on lui parle.

L'extérioration de la perception chromatique, dans les cas de pseudochromesthésie, ne constitue pas un fait isolé, particulier à M. A... Le sujet de M. Pedrono, dont il a été question précédemment, et un certain nombre d'autres rapportent la sensation lumineuse au corps sonore ; ils voient, par exemple, une corde vibrante prendre la couleur caractéristique du son entendu. La demoiselle que j'ai citée plus haut extériore aussi sur la lettre vue la teinte rose sympathique de la voyelle A.

Cependant le médecin de M. Ughetti *n'extériore pas*

(1) Voyez les *Causeries scientifiques* de Henri de Parville, année 1889.

(2) Henri de Parville.

la couleur du son : « *il la voit dans son cerveau* ». (1) Pour lui, l'A est noir, l'E jaune, l'I rouge, l'O blanc ou café; — les mots ont la couleur de la voyelle qui y domine, qu'elle soit répétée ou simplement accentuée : ainsi *ballata* est un mot noir; — le vert et le bleu n'entrent pas dans la gamme des colorations perçues; — le son de la flûte est rouge, celui de la clarinette jaune; la guitare et la trompette évoquent la sensation du jaune d'or, le piano du blanc; le sifflet d'un bateau à vapeur fait voir du rouge et celui d'une locomotive divers tons allant du rouge au blanc. (2)

C'est grâce, sans doute, à leur timbre spécial que les voyelles ont une couleur caractéristique, tout comme, chez le sujet de M. Pedrono et chez celui de M. Ughetti, les divers instruments ont chacun un son coloré d'une manière particulière. « Mais quelle confusion encore dans toutes les observations! Combien peu de points communs, combien de divergences! Sur *cinq cent quatre-vingt-seize personnes* interrogées par Lehmann et Bleuler, *soixante-quinze* seulement trouvent l'A noir; sur *cinquante* interrogées par de Rochas, *deux* seulement ont cette impression, et pourtant c'est là le point le plus constant dans cet ordre de faits. Aussi, si l'on voulait préciser et énoncer la loi de relation entre les deux ordres de perceptions sonores et lumineuses, on serait très embarrassé. Il faut se borner à conclure que *le timbre du son paraît être le caractère qui influe le plus sur la nature des perceptions colorées accompagnant les perceptions sonores.* »

(1) Chez ce médecin, dont parle Ughetti, l'absence d'extérioration de la couleur d'un son ne tiendrait-elle pas à la prédominance, dans le cerveau d'un homme qui doit posséder certaines notions physiologiques, d'une série de phénomènes d'irradiation ayant pour siége les cellules psychiques proprement dites, à ce point que le fonctionnement spécial des globules perceptifs du centre visuel, sympathiquement excités, passe inaperçu, est étouffé par le travail des cellules intermédiaires ?

(2) Le *Grand Dictionnaire universel du XIXe siècle* (P. Larousse), auquel nous empruntons la plus grande partie de ces détails, a résumé d'une manière très claire, dans son 2e *Supplément* (en cours de publication), la question récente de l'*audition* colorée.

L'esthétique aura peut-être un jour à se préoccuper de phénomènes analogues d'association. M. Charles Henry (1) a essayé de développer cette idée avec originalité. D'après Hanslick, « la manière dont la musique peut nous offrir de *belles formes* sans avoir pour sujet un sentiment déterminé trouve une analogie et une démonstration frappantes dans une branche de la sculpture d'ornement, l'arabesque. Là on voit des lignes qui paraissent vibrer, tantôt se rapprochant insensiblement, tantôt s'éloignant et se relevant d'un bond hardi, se quittant, se retrouvant, se correspondant dans de grands et de petits arcs,

(1) *Introduction à une esthétique scientifique*, dans *La Revue contemporaine*, n° du 25 août 1885. « Que les couleurs aient des valeurs expressives précises, personne ne l'a contesté : on leur a même associé les idées les plus compliquées, l'espérance a la couleur verte, la foi a la couleur bleue, etc. Nous n'avons évidemment qu'à fixer leurs expressions les plus simples. Le *rouge*, l'*orangé*, le *jaune* sont des couleurs *gaies*, le *vert*, le *bleu*, le *violet* des couleurs *tristes* : aux unes nous associons la lumière, aux autres l'ombre. Que beaucoup de personnes préfèrent les secondes, ceci ne prouve que leur mélancolie. L'ordre dans lequel nous les avons énumérées est l'ordre dans lequel décroissent leurs longueurs d'onde : les couleurs étant fonctions de l'espace, il est naturel qu'on préfère jusqu'à une certaine limite les plus grandes longueurs d'onde ; les sons, au contraire, étant fonctions du temps, nous préférons jusqu'à une certaine limite les plus petites vibrations (notes aiguës), parce qu'elles sont en plus grand nombre dans l'unité de temps...

... Je n'insiste point sur les applications de ces principes à l'architecture, au dessin industriel, à la typographie, à la polychromie, etc. : nous possédons une théorie générale du rythme et de la mesure : il ne nous reste qu'à l'appliquer à tous les changements de direction. Or, par la méthode graphique, *tous* les phénomènes sont traduisibles par des changements de direction automatiquement enregistrés...

M. Barlow a obtenu, il y a quelques années, par la méthode graphique des tracés remarquables des voyelles et des consonnes : on pourra, en appliquant la théorie du rythme à ces graphiques perfectibles d'ailleurs, noter scientifiquement le rythme naturel du langage et par là même mesurer exactement les agents de transformation phonétique. Le rythme artificiel ou le langage poétique pourra être aussi vivement éclairé et on s'acheminera sans doute par cette voie vers la connaissance des lois de cette harmonie supérieure et délicate des bruits et des sons...

La question de savoir comment nous projetons en élément de direction un élément vibratoire comme une couleur et un son ne saurait être résolue dans l'état actuel de la physiologie cérébrale : en tous cas, la réalité de cette projection est démontrée par la pathologie. Je veux parler d'abord de ces curieux phénomènes dits d'*audition colorée* dans lesquels l'audition d'un son est accompagnée immédiatement d'une sensation lumineuse et colorée toujours la même. L'intensité du son a pour effet d'accentuer ou de préciser la couleur ; tout bruit provoque une perception chromatique ; mais les couleurs sont alors toujours sombres ; une note diézée est un peu plus brillante que la note naturelle ; la note bémolisée est, au contraire, un peu plus sombre. Le timbre, surtout, agit sur la couleur ; chaque voix a une couleur, mais les voyelles seules sont colorées. » Charles Henry.

infinies à ce qu'il semble, mais toujours parfaitement coordonnées, saluant partout un contraste ou un pendant, — réunion de petites individualités, et cependant formant un tout. Figurons-nous maintenant une arabesque, non pas sans vie et sans mouvement, mais s'animant devant nos yeux dans une sorte d'autogénésie continuelle. Voici les lignes de toute grosseur qui se poursuivent, qui prennent leur élan par une courbe gracieuse et montent d'un bond à des hauteurs orgueilleuses, puis retombent, quittent brusquement leurs voisines et les rejoignent enfin pour former avec elles un faisceau réjouissant la vue par de charmantes alternatives de repos et d'activité, par des surprises toujours nouvelles. Le tableau est déjà plus noble et plus élevé. Mais allons plus loin et représentons-nous l'arabesque vivante comme le rayonnement actif d'un esprit d'artiste, dont l'imagination tout entière passe, par un travail incessant, à travers les mille fibres sensibilisées : l'impression ressentie ne sera-t-elle pas bien voisine de celle de la musique? » C'est qu'en effet, — nous venons de le voir par cet extrait d'Hanslick, — les amateurs ont naturellement des associations sensorielles, psychiques, plus compliquées et plus instructives que celles des autres hommes. Il se pourrait même que certaines vocations fussent déterminées par de puissantes synesthésies individuelles.

« C'est un fait connu depuis bien longtemps, — dit le *Dictionnaire de Larousse*, — surtout parmi les artistes, que, pour un assez grand nombre de personnes, les sensations sonores sont accompagnées de sensations lumineuses ; mais si, en dehors du monde des artistes, quelqu'un eût, il y a vingt ans, avancé que le son du piano est violet et celui de la guitare jaune d'or, s'il eût soutenu qu'il voyait rouge sombre ou couleur chocolat les recommandations paternelles et bleu ciel ou vert tendre les confidences de sa fiancée, il eût à coup sûr passé pour un fou, un halluciné ou tout au moins un grotesque farceur. Aujourd'hui on serait obligé de s'en tenir au doute, car la science a jugé la question digne d'elle, et depuis l'année 1873 où le docteur autrichien Nüsbaumer publia, dans la *Semaine médicale* de Vienne, un travail intitulé : *Des sensations subjectives colorées produites par l'impression objective de l'audition*, un grand nombre de recherches ont été publiées. Parmi les auteurs de ces publications, citons, en France, M. Pedrono, de Nantes; en Allemagne, Bleuler et Lehmann ; en Italie, Velardi, Lussana, Grazzi et Ughetti. »

Comme le fait encore justement observer le *Larousse*, on peut donc voir autre chose qu'une fantaisie extravagante dans ce sonnet si singulier et si sonore de Verlaine :

A noir, E blanc, I rouge, U vert, O bleu, voyelles,
Je dirai quelque jour vos naisssances latentes.
A, noir corset velu de mouches éclatantes
Qui bourbillent autour de puanteurs cruelles,

Golfes d'ombre; E, candeur des vapeurs et des tentes,
Lames des glaciers fiers, rois blancs, frissons d'ombelles;
I, pourpres, sang craché, rire de lèvres belles
Dans la colère ou les ivresses pénitentes;

U, cycles, vibrements divins des mers virides,
Paix des pâtis semés d'animaux, paix des rides,
Que l'alchimie imprime aux grands fronts studieux ;

O, suprême clairon plein de strideurs étranges,
Silence traversé des mondes et des anges;
O, l'oméga, rayon violet de ses yeux !

Les chiffres provoqueraient aussi, chez certains individus, des synesthésies non moins curieuses. Ainsi, « M. d'Abbadie a signalé de plus des associations entre les nombres et les directions : et ceci, — dit M. Charles Henry (1), — confirme notre point de vue du nombre considéré comme une direction prise en elle-même. Pour le fils d'un ingénieur, les douze premiers nombres forment un cercle incomplet, puis la série des nombres s'étage de droite à gauche suivant une ligne festonnée qui suit à peu près la tangente au cercle et de façon que 50 se trouve au point culminant de ces festons. La série des nombres continue alors en descendant jusqu'à 100 qui se trouve à peu près sur le même niveau que 15. A partir de 100 elle se replie en cercle jusqu'à 112, puis elle repart pour former une série analogue à celle de la première centaine. Un autre individu, cité par M. Galton, voit la série des nombres sur une bande de diverses couleurs et disposée en festons; c'est d'abord de 1 à 20 du bleu très brillant; le feston descend; de 20 à 50 du jaune doré avec du bleu aux 2/3 environ; le feston monte; à partir de 50, c'est du rouge sur un feston qui continue à monter et au-delà de 108, l'idée d'espace devient brouillée et indistincte. Un autre voit le chiffre 0 comme un *géant* : quant au chiffre 8, c'est pour lui « *le symbole de la chère femme du géant* », ce qui a l'air d'être plus absurde que le reste mais qui ne l'est pas, les caractéristiques du sexe se réduisant en somme à des changements de direction ou à des rythmes particuliers. Un autre individu voit la série des nombres en zigzag et montant toujours : sa femme la voit en ligne descendante. La *Nature* a enregistré plusieurs cas d'enroulement des nombres en spirale dans le plan ou dans l'espace à trois dimensions. Evidemment, ces associations particulières sont parfois absurdes, et il n'y a pas lieu de s'en éton-

(1) *Loc. cit.*

ner puisqu'elles sont pathologiques : mais elles n'en jettent pas moins un jour profond sur le mécanisme de la perception esthétique : je n'ai pas besoin de faire observer que l'observation de M. Galton confirme absolument ma théorie des associations de couleurs et de directions. »

Après avoir rappelé ces derniers faits et ceux de pseudochromesthésie comme méritant, les uns et les autres, une étude générale, au même titre que les synalgies, il conviendrait peut-être d'examiner à un point de vue semblable les lois de *l'association des idées*. Il se passe en effet, dans les centres psychiques proprement dits, ou intermédiaires, des phénomènes dont le mécanisme ne diffère pas essentiellement de celui des synesthésies, quoique les irradiations intra-cellulaires paraissent à la fois plus étendues et plus compliquées. Mais cette question, aussi délicate qu'intéressante, — à laquelle l'*associationnisme* de Hume, de James Mill, John Stuart Mill, Alexandre Bain et Herbert Spencer a donné une importance capitale, — embrasse surtout les combinaisons de mouvements qui représentent l'activité des globules intermédiaires de l'écorce cérébrale et, par là, s'écarte du sujet que nous nous sommes imposé. Nous terminerons donc le présent travail par quelques mots sur un trouble singulier de la sensibilité, qui pourrait être à tort confondu avec une synalgie ou une synesthésie artificiellement provoquée.

Il s'agit d'un phénomène de sensibilité croisée, d'une constatation bien simple et que, sous le nom peu euphonique et assez mal venu d'*allochirie*, auquel serait préférable de beaucoup celui d'*allesthésie* (R. Longuet), H. Obersteiner, professeur à l'Université de Vienne, a étudié sinon observé le premier (1882). Voici en quoi consiste ce phénomène. Si l'on frôle ou si l'on pique avec une épingle la peau de la cuisse, du mollet ou de la plante du pied de certains malades, le contact, parfaitement ressenti par le patient, est rapporté par lui, non au membre touché, mais aux points exactement correspondants du membre symétrique (1). M. R. Longuet, dans son article sur l'*allochirie* (2), relate les quatre observations d'Obersteiner, deux autres de Fisher, puis une de David Ferrier (c'est la plus intéressante) et encore une de W. Hammond. Ces huit observations portent sur quatre tabétiques, trois sujets atteints de myélite traumatique et une fillette névropathique, âgée de 12 ans, ayant des épileptiques dans sa famille, elle-même hystéro-épileptique.

De tels faits demandaient une explication. D. Ferrier s'étant récusé de donner une interprétation pathogénique des singuliers phénomènes allesthésiques, W. Hammond s'y est risqué à l'occasion du malade qu'il présenta, le 2 janvier 1883, à la *Société neuro-pathologique* de New-York. D'après ce dernier auteur, les cornes postérieures de la substance grise de la moelle épinière seraient probablement les seules voies de transmission au cerveau des impressions sensitives des membres, à l'exclusion des cordons postérieurs, au moins dans les conditions normales. Mais les racines sensitives des nerfs rachidiens ayant à traverser les cordons de Burdach avant d'atteindre les cornes postérieures, les lésions nutritives de ces cordons (ataxie) entravent le fonctionnement des racines en question et déterminent, dans toutes les régions situées au-dessous des lésions, différents troubles de la

(1) « Il se peut que ce symptôme se présente avec une assez grande fréquence à l'insu des meilleurs observateurs, chez un certain nombre de médullaires. Pour l'examen de la sensibilité, en effet, on clôt généralement les yeux du malade ; celui-ci, allochirique, signale avec précision le point touché ; de part et d'autre on se désintéresse de la mention du côté, ignorant que cette donnée peut être l'objet d'une erreur subjective, et ainsi, le phénomène passe inaperçu. » R. Longuet.

(2) Voyez L'*Union médicale* du 23 mars 1884.

sensibilité : hyperesthésie, paresthésie, anesthésie, etc. Il serait démontré d'ailleurs, par les expériences de Brown-Séquard, Lockart Clarke, Gerlach et autres, qu'il y a décussation presque complète des fibres sensitives peu après leur entrée dans la moelle (1), à la différence des fibres motrices dont l'entrecroisement ne se fait que dans le bulbe rachidien. Or, dans la sclérose du cordon cunéiforme de Burdach ou des zones radiculaires postérieures, si, ce qui est le plus fréquent, la lésion est double et symétrique, l'allochirie devient une impossibilité. Toutes les voies de transmission au cerveau sont fermées, complètement ou non, et le résultat est une anesthésie plus ou moins profonde, avec retard des impressions sensitives. Si, au contraire, il n'existe qu'une lésion unilatérale, primitive ou secondaire, occupant le côté droit, par exemple, l'impression sensitive, partie d'un point de la moitié gauche du corps et qui devrait, à l'état normal, aboutir au cerveau en suivant le côté

(1) Cette conclusion est loin d'être adoptée par tous les physiologistes. « Les faits expérimentaux et cliniques, — dit Mathias Duval (art. *Nerfs* du *Dict. Jaccoud*), — ne permettent plus aujourd'hui de considérer les voies conductrices centripètes de la moelle comme suivant un trajet régulièrement croisé, c'est-à-dire se décussant de la moitié droite de la moelle dans la moitié gauche et réciproquement. Brown-Séquard, qui a soutenu cette théorie, y avait été amené par l'observation de ce fait que, si on fait une section transversale de la moelle comprenant seulement une moitié latérale de cet organe, on constate de l'*anesthésie du côté opposé* à la section, et de l'*hyperesthésie* dans les parties du corps situées *du côté* de la section. Or, de ces deux phénomènes signalés par Brown-Séquard, un seul paraît être bien réel, l'hyperesthésie : l'anesthésie en est la conséquence, c'est-à-dire qu'elle n'est le plus souvent que relative, et que toutes les fois que la sensibilité est augmentée d'un côté du corps, elle paraît, par cela même, diminuée du côté opposé. Quant à l'hyperesthésie, elle est, de l'aveu de tous, incontestable, mais elle n'est pas le résultat de la section ; elle est la conséquence de l'irritation traumatique, car la simple piqûre d'un cordon postérieur la détermine, et, chose remarquable, produit ces mêmes effets opposés, hyperesthésie dans la moitié du corps correspondant à la moitié de la moelle piquée, anesthésie relative dans la moitié du côté opposé. Cette interprétation est aujourd'hui généralement adoptée, quelle que soit la forme de l'hyperesthésie. Ainsi, dans l'hémisection de la moelle, il se produit souvent une hyperesthésie des téguments même immédiatement au-dessus du point sectionné ; c'est, d'après Mac Donnell, parce que la section entraînerait une hyperhémie dans le segment supérieur de la moelle, hyperhémie qui amènerait une excitabilité anormale des éléments de la substance grise. »

droit de la moelle épinière, rencontre un obstacle, la lésion unilatérale droite. Le courant nerveux se réfléchit alors transversalement, par la commissure grise, sur les éléments symétriques de l'autre moitié du myélaxe, d'où il gagne, par la voie libre des conducteurs centripètes de ce côté, une région déterminée de l'écorce cérébrale : la perceptivité encéphalique rapporte donc la sensation produite par l'impression de gauche en un point de la moitié droite du corps, symétrique du lieu qui a reçu l'excitation, d'où le phénomène de la *confusion des côtés* ou l'*allochirie.*

Telle serait l'explication de W. Hammond qui a encore émis une autre hypothèse (sorte de corollaire de la première) pour faire comprendre qu'il peut y avoir anesthésie absolue d'un côté du corps avec conservation plus ou moins parfaite de la sensibilité subjective des deux côtés et pourquoi l'anesthésie n'est pas un accompagnement nécessaire de l'allochirie (1). Mais disons de suite que ces deux explications reposent sur une donnée physiologique (l'entrecroisement dans toute la hauteur de la moelle épinière des fibres sensitives) bien peu certaine. Il nous semble que cette remarque comporte une sérieuse objection à la théorie de W. Hammond et justifie peut-être la réserve de D. Ferrier. D'autre part M. R. Longuet pense que, suivant l'interprétation de Hammond, l'hyperesthésie devrait toujours être corrélative de l'allochirie, ce qui est loin de former la règle.

Quoi qu'il en soit de la théorie et de sa valeur contestable, les phénomènes allesthésiques diffèrent des synal-

(1) Cette deuxième explication repose sur l'existence de deux lésions unilatérales de la moelle épinière, situées l'une à droite, l'autre à gauche, à des hauteurs différentes, et sur l'hypothèse que le courant nerveux sensitif est obligé, dans un cas, de subir deux réflexions qui l'épuisent avant son arrivée au cerveau, alors que, dans l'autre cas, il ne tourne qu'un seul obstacle et conserve une intensité suffisante pour exciter les centres perceptifs.

gies et des synesthésies par l'état des sujets allochiriques et surtout par l'absence d'association dans les sensations éprouvées par le malade. En effet, une personne synalgésique, par exemple, ne ressent une douleur anormale, sympathique d'une irritation éloignée, qu'après avoir perçu normalement la douleur initiale, synalgogène, et nettement localisée (1). L'allesthésique, au contraire, ne peut ni percevoir ni localiser normalement l'excitation portée à la surface de son tégument : la seule sensation qu'il éprouve est une sensation dérivée, simple, virtuelle, lui procurant une illusion sensorielle, dont il ne peut, comme le synesthésique, se rendre compte par comparaison. Enfin, il est probable que le siége des phénomènes allochiriques est la moelle épinière plus ou moins atteinte dans sa texture et ses fonctions. Pour W. Hammond, la dégénérescence du col des cornes postérieures (2) du myélaxe constitue la lésion de l'allesthésie. H. Obersteiner est tenté d'invoquer de préférence la transformation granulo-graisseuse des cordons de Goll (3).

Ajoutons que ce dernier auteur rattache à l'allochirie le fait de Dumontpallier (4) qui obtenait, par le spray d'éther dirigé sur le bras gauche, assez d'anesthésie sur la partie correspondante du bras droit pour qu'on pût y ouvrir un abcès sans douleur.

Hutchinson a rapporté aussi une observation dans laquelle, à la suite d'une blessure du nerf cubital et du

(1) Il convient de se rappeler que l'irritation synalgogène peut ne pas être perçue dans les synalgies à type viscéral, mais de remarquer aussi que les phénomènes allochiriques n'ont point encore été observés à la suite d'une excitation viscérale.

(2) Cette lésion serait bien propre, dans ses vues, à interrompre immédiatement la décussation des fibres nerveuses de la sensibilité et à imposer la voie directe au courant sensitif.

(3) Probablement d'après la seule autopsie qu'il ait faite et que M. R. Longuet relate dans son article.

(4) *Société de Biologie*, 4 décembre 1880.

nerf médian d'un côté, la douleur était localisée dans la main du côté opposé (1), — et Pirogoff, d'après Weir Mitchell (2), cite un fait analogue, conséquence d'une blessure du plexus brachial droit. (3)

Nous sommes arrivés au terme de ce travail composé d'éléments parfois disparates en apparence, nous avons rempli notre programme dans les limites, restreintes il est vrai, de nos connaissances actuelles. Le but poursuivi était d'ailleurs moins de faire l'histoire complète des synesthésies que celle des synalgies. Mais nous ne pouvions guère étudier les dernières sans traiter en même temps des premières. En physiologie, plus peut-être encore que dans les autres branches du savoir humain, il est difficile de suivre la ligne droite, invariable, coupant artificiellement des séries de phénomènes inséparables et que nos divisions (destinées à faciliter le travail) tendent vainement à dissocier. Il s'agissait aussi de déterminer la signification et la valeur des sensations associées, d'exposer clairement nos observations personnelles, de les comparer à d'autres, d'en tirer certaines conséquences et de fixer l'attention sur les synesthésies en général plutôt que d'écrire un livre étrange, sans aucune portée et tout au juste bon à distraire l'espace d'une minute un esprit ennuyé du commun. Ai-je réussi? C'est ce que je saurai plus tard.

(1) *London hosp. Reports*, 1866, p. 313.

(2) *Lésions des nerfs par coup de feu*, 1874, trad. Dastre.

(3) Extrait de l'article de M. R. Longuet.

TABLE DES MATIÈRES

Introduction.................................... 1

CHAPITRE I

Le bouton d'acné. — La synesthésie. — La synalgie ou synesthésie douloureuse. — Le point irrité ou algogène. — Le point sympathique. — Sujet synalgésique 7

CHAPITRE II

Irritation synalgogène : dilacération d'un bouton d'acné, tiraillement et arrachement d'un poil, grattage et pincement de la peau, piqûre d'épingle. — Action de l'électricité d'induction sur le point irrité. — Irritation synalgogène pathologique..... 11

CHAPITRE III

Caractères de la douleur perçue au point sympathique. — Comparaison de Gubler. — Chatouillement et démangeaison................................ 19

CHAPITRE IV

Rapports mutuels des points irrité et sympathique chez le même individu. — Synalgies à trois points sympathiques. — Conditions d'un sujet synalgésique par rapport à la douleur sympathique............ 23

CHAPITRE V

Persistance des synalgies chez le même sujet synalgésique : deux exceptions. — Est-il des conditions favorisant l'acte synalgique?.................... 27

CHAPITRE VI

Proportion des sujets synalgésiques. — Les différents sujets synalgésiques éprouvent-ils les mêmes synalgies? — Zones sympathiques.................... 30

CHAPITRE VII

Division des synalgies en s. ascendantes et s. descendantes. — Tableau I : Synalgies ascendantes. — 1re règle. — Considérations sur les synalgies ascendantes. — Synalgies tournantes, ascendantes. — Tableau II : Synalgies descendantes. — Considérations sur les synalgies descendantes. — 2e règle. — 3e règle. — 4e règle. — Considérations sur l'ensemble des synalgies observées jusqu'à ce jour. — Synalgies tournantes, descendantes. — 5e règle....... 34

CHAPITRE VIII

Synalgies mixtes. — Synalgies transversales. — Zones sympathiques. — Les synalgies doivent-elles être considérées comme des phénomènes physiologiques ou pathologiques?.......................... 40

CHAPITRE IX

Historique des synalgies. — Auteurs du XVIIIe siècle : Robert Whytt (synalgie ascendante transversale de Hales), J.-C. de Lamétherie, John Hunter. — Barthez. — J.-B. Monfalcon. — Premières observations (1842) de mon père : sa théorie des synalgies cutanées. — J. Muller. — Ed. Monneret et Louis Fleury. — B. Béraud et Ch. Robin. — E. Littré et Ch. Robin. — Ch. Richet. — Edmond Perrier. — Mathias Duval. — Note de Gubler (23 décembre 1876)............ 58

CHAPITRE X

Théories des synalgies (et des synesthésies). — Quatre questions. — I. Théorie des anastomoses nerveuses périphériques. — II. Théorie ganglionnaire et autre interprétation. — III. Théorie médullaire, ou spinale, et théorie de Gubler. — IV. Théorie centrale ou cérébrale 83

CHAPITRE XI

Conséquences de l'étude des synalgies et des synesthésies. — Voisinage, contiguïté des centres perceptifs. — Signification des synalgies transversales. — Localisations perceptives dans le cerveau (Ferrier, Munk). — Configuration irrégulière des zones perceptives. — Centres d'algésie et centres psycho-sensoriels. — Utilité pratique de la connaissance des synalgies et des synesthésies : exemples. — Synesthésies et synalgies à type viscéral. — Pseudo-synalgies et pseudo-synesthésies................. 128

CHAPITRE XII

Des sympathies en général. — Mouvements associés ou syncinésies. — Division des sympathies en trois groupes principaux. — Pseudochromesthésie : audition colorée. — Allochirie ou allesthésie......... 163

GRAY. — IMPRIMERIE BOUFFAUT FRÈRES

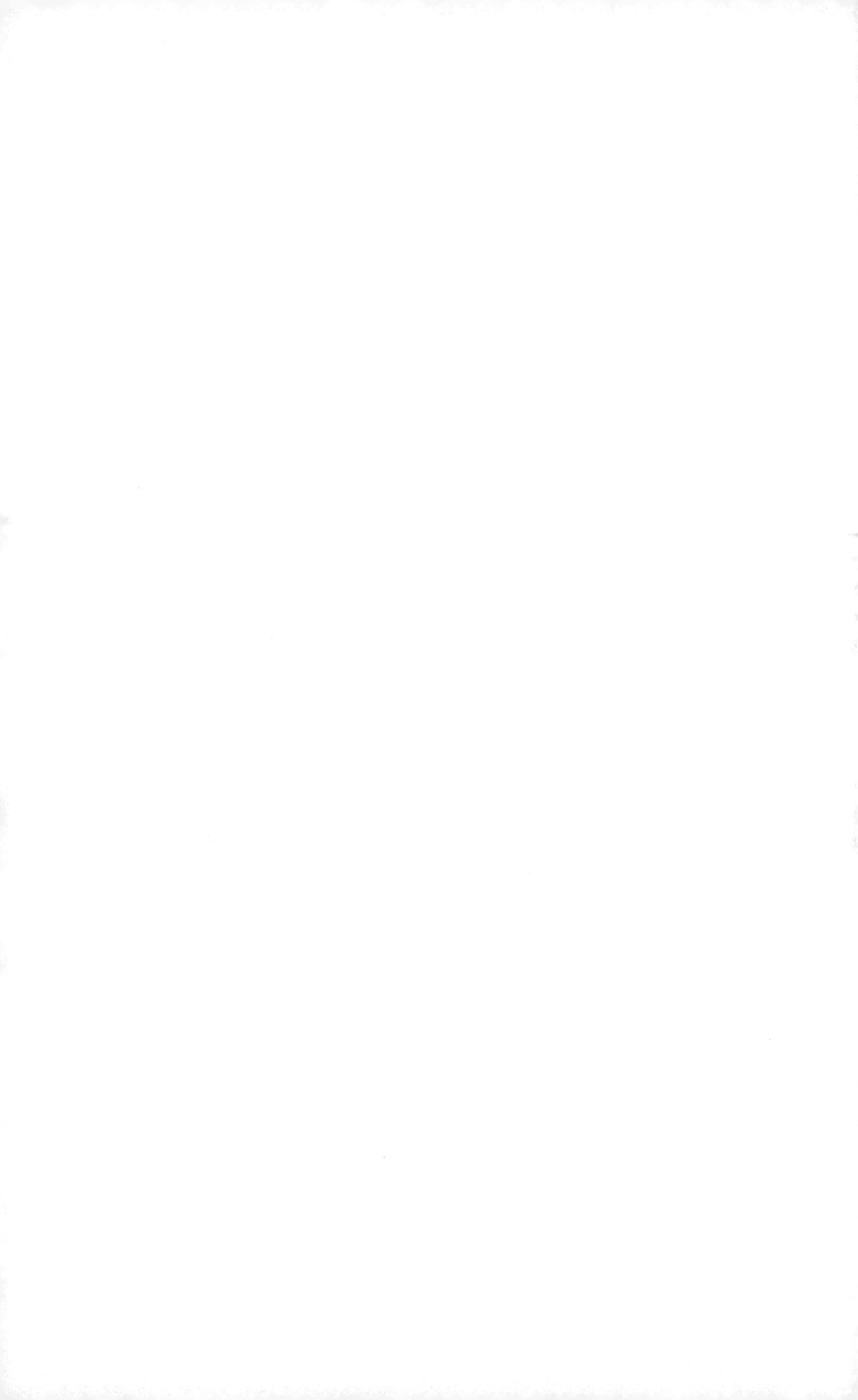

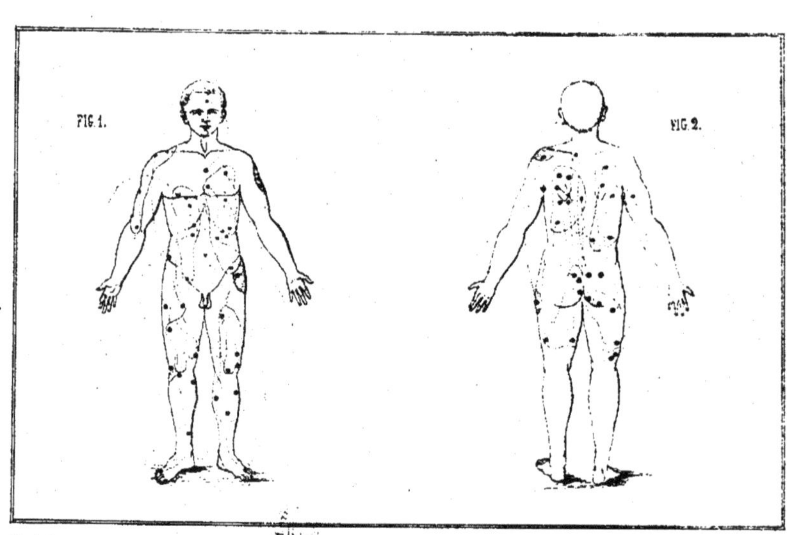

Planche I. Synalgies ascendantes et Zones sympathiques.

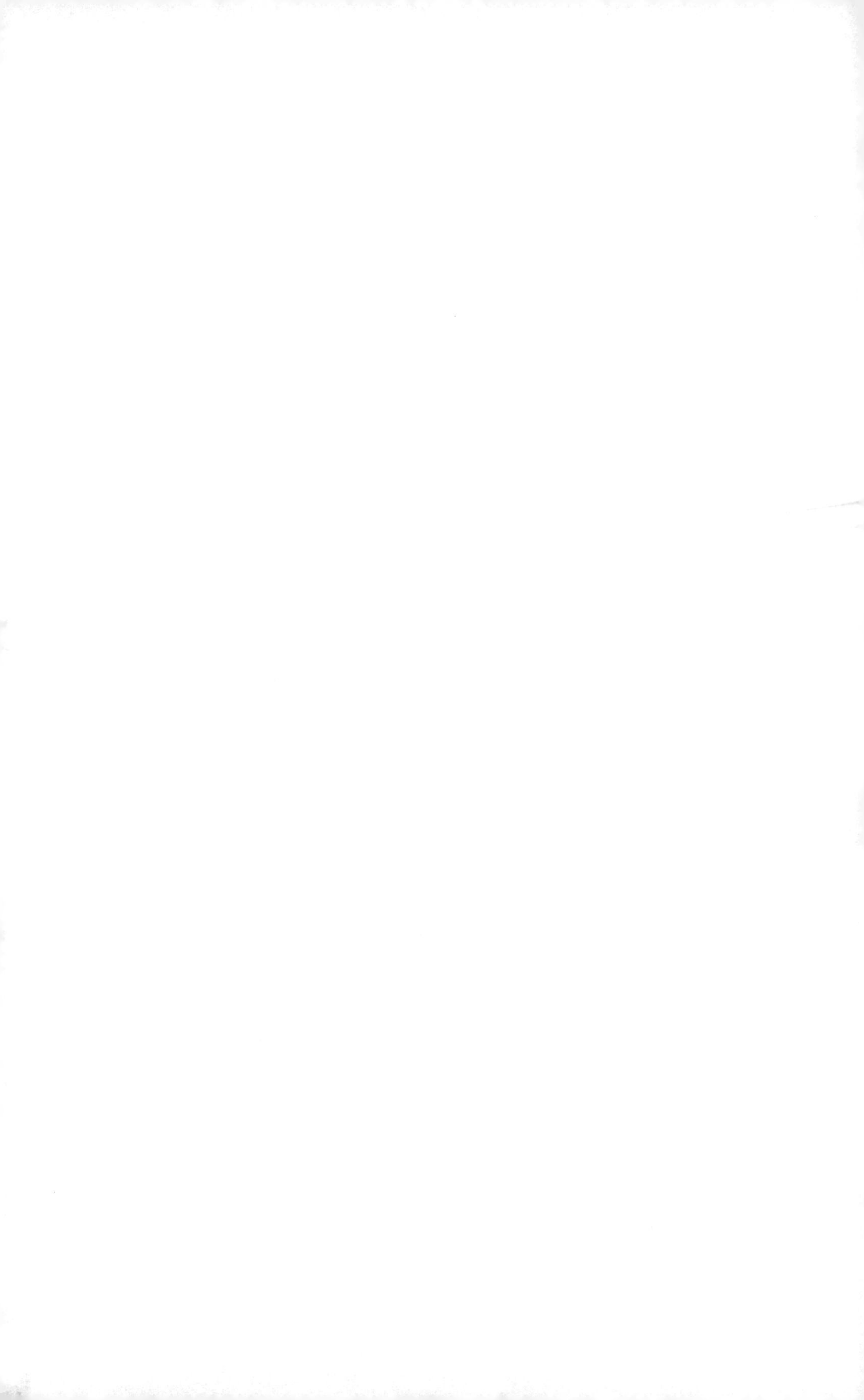

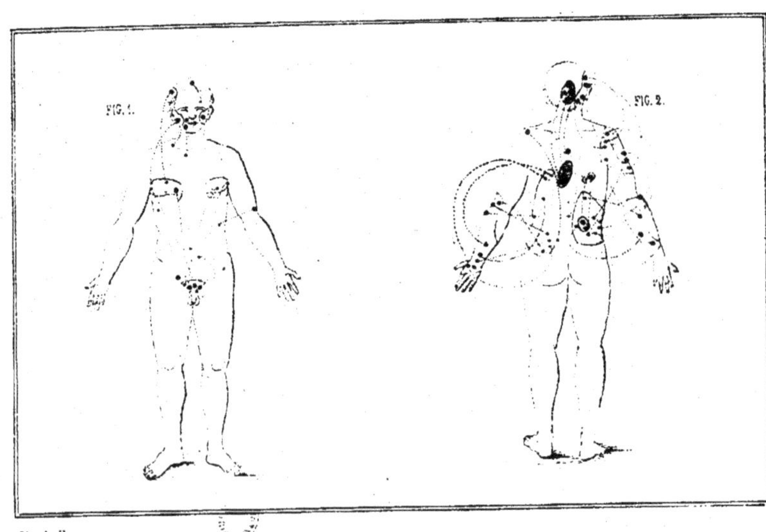

Planche II.

Synalgies descendantes et quelques ascendantes. Zones sympathiques.

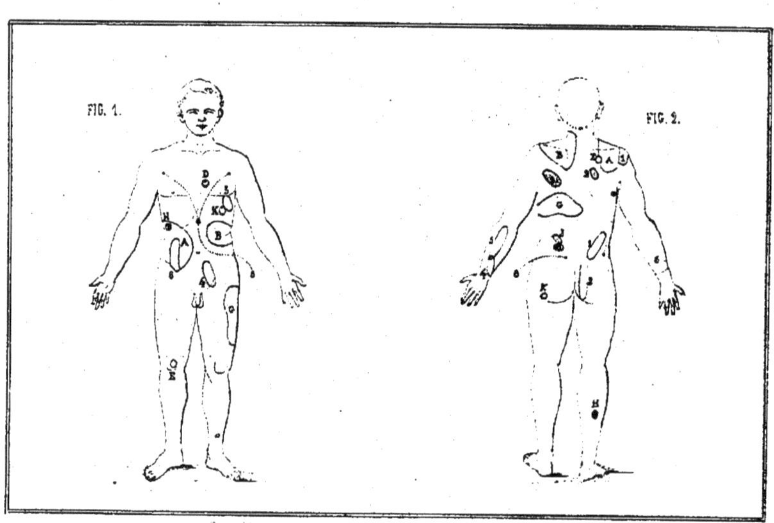

Planche III.

Zones sympathiques (Synalgies tournantes et quelques autres).

www.ingramcontent.com/pod-product-compliance
Ingram Content Group UK Ltd.
Pitfield, Milton Keynes, MK11 3LW, UK
UKHW022052190726
13855UKWH00002B/487

9 782013 552608